Mir geht's gut!

Was Vitamine & Co wirklich leisten

„Die herkömmliche Meinung zu Vitaminen lautet: Sie haben lediglich katalytische Funktionen und werden deshalb nur in kleinen Mengen benötigt. Das ist falsch!

Vitamine werden bei biochemischen Reaktionen verbraucht. Sie werden bei der „Neutralisierung" von freien Radikalen, die bei Infektionen und Entzündungen in großen Mengen entstehen, gebraucht. Außerdem sind sie bei der Verschiebung von chemischen Gleichgewichten, zur Erhöhung der enzymatischen Aktivität und vielem anderen mehr im Körper nötig.

Aus rein chemischen und biochemischen Gründen sind deshalb Vitamine in hohen Dosierungen unabdingbar. Ich habe dies verinnerlicht."

DIRK KLANTE

Dr. Dirk Klante

Mir geht's gut!

Was Vitamine & Co wirklich leisten

FAZIT:GESUND

Die Ratschläge in diesem Buch sind vom Autor und vom Verlag sorgfältig erwogen und geprüft. Dennoch kann keine Garantie dafür übernommen werden. Eine Haftung des Autors bzw. des Verlags für Personen-, Sach-, und Vermögensschäden ist ausgeschlossen.

Impressum

Biografische Informationen der Deutschen Nationalbibliothek
Die Deutsche Nationalbibliothek verzeichnet diese Publikation in der Deutschen Nationalbibliografie; detaillierte bibliografische Daten im Internet über http://dnb.d-nb.de abrufbar.

1. Auflage 2011

Layout & Satz: Grafikservice Wilwerding, Marburg
Cover/Zeichnung: Barbara von Stackelberg, Marburg
Druck: Kempkes Gutenberghaus Druck & Medien GmbH & Co. KG, Gladenbach
ISBN: 978-3-943300-00-0

Inhalt

Danksagung

Ich möchte mich bei Inga Hörster, Nadine Klante, Dr. Markus Sandmann und Michael Comtesse dafür bedanken, dass sie mir bei der Entstehung des Buches hilfreich zur Seite gestanden haben. Außerdem danke ich dem Facharzt für Allgemeinmedizin und Psychotherapie, Ulrich Starke für die fachliche Durchsicht. Mein ganz besonderer Dank gilt meiner Schwester Nadine für ihre Kritik und wertvollen Anregungen.

Dirk Klante

„Wenn man nicht genügend Vitamin C mit der Nahrung zu sich nimmt, bekommt man Skorbut. Die medizinischen Autoritäten schließen daraus: Hat man keinen Skorbut, so hat man genügend Vitamin C aufgenommen. Ich halte das für einen schwerwiegenden Fehler."

ALBERT SZENT-GYÖRGI [1893 – 1986, ungarischer Biochemiker und Nobelpreisträger, Entdecker des Vitamin C]

Zu diesem Buch

Ich bin Chemiker und habe vor über 20 Jahren die Vitamine und andere wichtige Nährstoffe für mich entdeckt. Ich suchte aufgrund von Krankheit nach einer sanften Möglichkeit, meine damals sehr bedrückende gesundheitliche Situation zu verbessern.

In meiner Kindheit, Jugend und frühen Studienzeit war ich häufig schwer krank, und es drohte schließlich die Amputation eines Unterschenkels. Keine erfreuliche Aussicht. Auf der Suche nach einer Alternative wurde mir klar, dass die Lösung nicht allein in der klassischen Schulmedizin liegen konnte, die zwar die akuten Beschwerden linderte, aber offenbar nicht dauerhaft half. Nach einigen Monaten schulmedizinischer Therapie hatte sich die Situation sogar deutlich verschlechtert. Langfristig schien die klassische Therapie ungeeignet zu sein, meine gesundheitlichen Probleme zu lösen. Da mir als Chemiker die biochemischen Vorgänge, die Gesundheit und Krankheit beeinflussen, schon damals gut bekannt waren, beschloss ich, mich selbst zu behandeln. Mehrmals habe ich die Anweisungen der Ärzte ganz bewusst ignoriert, was sich im Nachhinein jedes Mal als richtig erwies. Ich setzte Medikamente ab, verordnete mir eine Vitamin- und Ernährungstherapie und experimentierte mit verschiedenen Vitamin- und Nährstoffmischungen. Aufgrund der hohen Sicherheit und der geringen Toxizität der Vitamine war das kein Problem. Medikamente sind über 400 000-mal tödlicher! Schließlich suchte ich mir auch einen Arzt, der über mehr therapeutische Phantasie verfügte, als die meisten anderen Schulmediziner. Er empfahl eine weitere Ernährungsumstellung sowie einige andere natürliche Heilmittel, die nicht zum Repertoire der Schulmedizin gehörten. Nach und nach stellte sich der Erfolg ein. Ich musste nie mehr Medikamente einnehmen. Als meine Gesundheit wieder hergestellt war, meinte mein Arzt rückblickend: „Ich habe nicht damit gerechnet, dass das alles noch mal verheilen würde“.

I

Gute Ernährung braucht mehr als Obst und Gemüse

Eine der ersten Pflichten eines Arztes ist es, den Massen beizubringen keine Medizin zu nehmen.

SIR WILLIAM OSLER [kanadischer Arzt, 1849 – 1919]

I.1

Ein Wort zuvor

Wenn Sie es leid sind, sich strengen Diäten oder quälenden Sportprogrammen zu unterwerfen, aber trotzdem einfach gesünder leben wollen, dann ist das vorliegende Buch genau richtig für Sie. Sie bekommen alltagstaugliche Tipps für mehr Gesundheit und Fitness und den Rat, Nahrungsergänzungsmittel – vor allem Vitamine – einzusetzen. Aber davon wird doch allenthalben abgeraten, werden Sie vielleicht jetzt denken. Die bringen doch nichts oder sind sogar gefährlich! Dass dies ein Irrtum ist und selbst eine sehr gute Ernährung keine optimalen Vitaminmengen liefert, werden Sie schon nach den nächsten Seiten verstehen. Und Sie werden vermutlich erfreut sein zu lesen, dass Sie mit zusätzlichen Vitaminen zum Beispiel Erkältungen vollständig vermeiden, das Risiko für Augen- und Herzerkrankungen deutlich senken können und mit Vitamin C-Gigadosen erheblich bessere Chancen gegen Krebs haben.

Dieses Buch erklärt Ihnen, welches die wichtigsten Substanzen sind, in welchen Mengen sie helfen und wo sie preiswert angeboten werden.

Wenn Sie nach einer sanften Variante suchen, wie bei gesundheitlichen Problemen Linderung zu erreichen ist, dann werden Sie hier fündig.

Seit über 20 Jahren beschäftige ich mich nun intensiv mit Nahrungsergänzung. Genauso lange setze ich mich ebenso intensiv mit den Argumenten der Gegner von Nahrungsergänzungen auseinander, denn sie sind es, die in der Medienlandschaft (fast) ausschließlich das Wort haben. Meistens handelt es sich dabei um das ernährungswissenschaftliche und medizinische Establishment. Renommierte Wissenschaftler, die zusätzliche Vitamine für sinnvoll halten, finden selbst im öffentlich-rechtlichen Bereich kaum Gelegenheit, ihre Ansichten darzulegen. Von ausgewogener Berichterstattung ist man meilenweit entfernt. Auch aus diesem Grund, um einen klaren Kontrapunkt zu setzten, ist dieses Buch entstanden.

Das medizinische Establishment hat sich in der Vergangenheit schon häufig heftig gegen Neuerungen gewehrt und sie verzögert. Neuerungen, die notwendig und richtig waren, wie sich im Nachhinein oft herausstellte. In diesem Buch werde ich deshalb die Argumente der Gegner von Nahrungsergänzungen aufgreifen. Und zum Beispiel belegen, dass die „5-am-Tag-Diät" (Kapitel 1.2) nicht reicht, um optimale Nährstoffmengen zu liefern, und zudem für die große Mehrheit der Menschen gänzlich undurchführbar ist. Dieses hoch gepriesene Angebot zur gesunden Lebensweise wirkt wissenschaftlich betrachtet geradezu zynisch. Ich werde unzulässige Schlussfolgerungen aus Studien und unlogische Argumentationen nachweisen (Kapitel 2.3, 3.1 bis 3.3, 5.12). Die Gegner werden widerlegt, indem ich die chemischen und biochemischen Vorgänge erläutere, die in der Folge eine Nahrungsergänzung begründen.

Im 5. Kapitel mache ich Vorschläge, wie man bei Krankheiten mit Vitaminen und Co. Besserung erreichen und sich vor Schäden durch alltägliche Genuss-Laster schützen kann. Ich beziehe mich dabei auf wissenschaftliche Untersuchungen und eigene Erfahrungen.

Dieser Ratgeber verspricht Ihnen nicht, dass Sie 120 Jahre alt werden oder eine perfekte Gesundheit bekommen. Aber Sie werden mit Hilfe dieses Buches neue Wege finden, um Ihre gegenwärtige und zukünftige Gesundheit ohne großen Aufwand zu verbessern.

Als ich an diesem Buch schrieb, stand ich unmittelbar vor meinem 40. Geburtstag. Sehr oft werde ich deutlich jünger geschätzt. Zwar zeigen sich auch bei mir einige Alterserscheinungen, wie dünneres Haar und ein leichtes Grau im Haaransatz. Aber ich denke, dazu wird mir auch noch eine Vitaminmischung einfallen.

I.2

Fünf am Tag – wer schafft das schon?

Seit etlichen Jahrzehnten lautet eine wichtige, aber falsche Empfehlung des medizinischen und ernährungswissenschaftlichen Establishments: „Wer sich ausgewogen ernährt, der kann auf Nahrungsergänzungen verzichten". Oder man hört Formulierungen wie: „Niemand benötigt mehr Vitamine als die von offizieller Seite, wie zum Beispiel der Deutschen Gesellschaft für Ernährung (DGE) empfohlenen Mengen" und andere mehr. Für diese Hypothesen liefern die Verkünder allerdings keinen Beweis. Es sind auch sehr „strenge" Hypothesen, die sich schon durch Einzelfälle widerlegen lassen. In diesem Buch kann nur ein sehr kleiner Ausschnitt an wissenschaftlichen Arbeiten präsentiert werden. Sie zeigen aber, dass es viele Situationen gibt, in denen deutlich größere Mengen an Vitaminen als man sie mit der Nahrung aufnehmen kann einen weiteren zusätzlichen gesundheitlichen Nutzen haben. Was die oben erwähnten Hypothesen dann widerlegt.

Damals wie heute gelten dieselben Regeln:
- Viel Obst und Gemüse essen.
- Vollkornprodukte verzehren.
- Wenig Weißmehl und Zucker konsumieren.
- Regelmäßig Milchprodukte in den Speiseplan aufnehmen.
- Fleisch und Eier nur gelegentlich essen.
- Fetten Seefisch möglichst häufig auftischen.

Ich möchte nicht missverstanden werden, diese Regeln haben ihre Berechtigung. Wer sie befolgt, wird gesünder leben und seltener erkranken als jemand, der nur sehr wenig Obst und Gemüse isst und keinen Fisch mag. Es gibt da allerdings einige kleine Haken.

Diese alten Regeln wurden neu verpackt und heißen seitdem „5-am-Tag" oder neudeutsch „five-a-day". Außer einem kreativen Namen steckt da wirklich nicht viel Neues drin. Danach sollen etwa fünf mal 130 g – also 650 g essbarer Anteil –

frisches Obst und Gemüse verzehrt werden. Täglich! Im Winter wie im Sommer! Dann wird einem aber auch noch vorgeschrieben, welche Obst- und Gemüsesorten man essen soll. Möglichst bunt wegen der Carotinoide, viel Kohl – 3 bis 4 mal pro Woche! – wegen Indol-3-Carbinol oder Sulforaphan und so weiter und so fort. Wer schafft das schon?

Ich mache es kurz: Diese Empfehlungen werden von nur etwa einem Prozent der Bevölkerung eingehalten. Trösten Sie sich, ich gehöre wie Sie zu den 99 Prozent. Und genau für diese 99 Prozent schreibe ich dieses Buch. Bei dieser überwältigenden Mehrheit ist davon auszugehen, dass darunter auch viele Ärzte und Ernährungsfachleute sind, die ihre eigenen Empfehlungen nicht einhalten. Frei nach dem Motto „Wir predigen Wasser und trinken Wein." Ein weiteres Problem dieser Empfehlung ist, dass es überhaupt keine ausreichenden Belege dafür gibt, dass diese unrealistische „5-am-Tag"-Diät die optimalen Nährstoffmengen liefert. In einigen Fällen tut sie das, aber längst nicht in allen. Es trifft zum Beispiel nicht zu für Vitamin C, Vitamin B_3, Vitamin B_6, Vitamin E und D, wie in den Kapiteln 2, 3 und 5 erklärt wird.

Außer „5-am-Tag" sind also zusätzliche Vitaminmengen von gesundheitlichem Nutzen. Wollte man diesen zusätzlichen Nutzen alleine über die Nahrung erhalten, müsste man aber sechs, zehn, fünfzehn und mehr Obst- und Gemüse-Portionen am Tag verzehren. Wer isst solche Mengen? Niemand! Das heißt, selbst der kleinen Gruppe der Bevölkerung, die „5-am-Tag" schafft, fehlt eine optimale Nährstoffversorgung.

Diese Empfehlung hat eben keinen Bezug zur Realität. Wenn eine Abmachung oder Empfehlung zwischen Arzt und Patient – auch Compliance genannt – nur von etwa einem Prozent einzuhalten wäre, würde jeder verantwortliche Arzt dem Patienten eine andere Therapie verordnen. Da also die vergleichsweise strenge Empfehlung „5-am-Tag" unzureichend ist, kommen wir an Nahrungsergänzungen nicht vorbei.

In der nachfolgenden Tabelle können Sie Empfehlungen für einige Nährstoffe mit der Realität der Versorgung bei Männern und Frauen vergleichen.

Tabelle 1: Empfehlungen für die tägliche Nährstoffzufuhr im Vergleich zur „deutschen Realität"

Nährstoff	DGE mg/Tag	5 am Tag* mg/Tag	deutsche Realität mg/Tag	dieses Buch mg/Tag
Vitamin C	75–100	ca. 250	106	1 000–100 000
Vitamin B_6	1,5–2	3–4	1,6	>25
Vitamin B_3	15–18	30	30	>100
Vitamin D	5–10 µg	ca. 10–15 µg	5 µg	25 µg
Vitamin E	10	20–30	10	200–2 000
Folsäure	0,2	0,4	0,22	0,4–1
Zink	7–10	15–20	10	25–30
Selen	30–70 µg	100 µg	40–50 µg	200–600 µg

- Hinweis: µg = Mikrogramm (ein Tausendstel eines Milligramms (mg))
- 1. Quelle: DGE (Deutsche Gesellschaft für Ernährung) et al. (2000): Referenzwerte für die Nährstoffzufuhr. 1. Auflage Umschau Verlag, Frankfurt a. M.
- 2. Quelle: DGE et al. (2000): Ernährungsbericht
- * eigene Berechnungen

Sie erkennen leicht, dass eine Nahrungsergänzung sinnvoll ist. Die Deutschen nehmen deutlich weniger Nährstoffmengen auf, als eine „5-am-Tag"-Diät liefert, die – wie gesagt – von nur einem Prozent der Bevölkerung eingehalten wird. Die Mengen, die ich für sinnvoll halte und begründe, können mit der Nahrung alleine bei weitem nicht aufgenommen werden. Lediglich die Empfehlungen der DGE werden erreicht. Die DGE verweist jedoch darauf, dass ihre Empfehlungen nur dazu geeignet sind, einen Mangel sicher zu vermeiden. Von optimaler Zufuhr kann keine Rede sein. Die Fachleute, die diese Diät empfehlen, werden nicht müde gebetsmühlenartig fast jegliche Nahrungsergänzung zu verteufeln. Angesichts der Realitäten ist das schon fast zynisch. Bedenkt man, dass die Vitamine B_6 in Mengen ab 3 mg und Folsäure ab 0,4 mg täglich eine große Bedeutung für die Vermeidung von Herzinfarkten und Schlaganfällen haben, kann ich nur sagen, ergänzen Sie diese Vitamine lieber heute als morgen. Am Beispiel der Folsäure möchte ich Ihnen deutlich machen, wie schwierig es ist, die benötigte Mindestmenge von 0,4 mg = 400 µg täglich (!) mit der Nahrung aufzunehmen.

Tabelle 2: Gemüsemengen für den täglichen Folsäure-Bedarf

Folsäurereiches Gemüse	Menge an rohem Gemüse, um 400 µg Folsäure zu erhalten	Menge an gekochtem Gemüse, um 400 µg Folsäure zu erhalten
Spinat	300 g	400 g
Broccoli-Röschen	400 g	530 g
Spargel	670 g	900 g
Rosenkohl	670 g	900 g
Wirsing	670 g	900 g

Je nach Zubereitungsart kann im Mittel mit einem Folsäureverlust von ca. 25 Prozent – oft mehr – gerechnet werden.

Die meisten Menschen werden also sehr große Schwierigkeiten haben, die benötigten Folsäuremengen mit der Nahrung aufzunehmen. Ich rate zu einem Nahrungsergänzungsmittel.

I.3

Früher war alles besser? Ernährung damals und heute

Natürlich war früher nicht alles besser, und keiner von uns möchte zurück in die Steinzeit. Es gibt aber zwei Ernährungsprobleme, die es früher nicht gab. Ich spreche von dem massiven Überschuss an Zucker und Omega-6-Fettsäuren in der heutigen Ernährung.

Seit Jahrtausenden bis vor etwa 160 Jahren waren die Zuckermengen und die Mengen an Omega-6-Fettsäuren in der menschlichen Ernährung niedrig. Diese Fette – sie sind zum Beispiel reichlich in Sonnenblumenöl und Margarine enthalten – gelten in größeren Mengen als ungesund. Im Zuge der Industrialisierung haben sich die verbrauchten Mengen dramatisch erhöht.

Das Verhältnis der *ungesunden* Omega-6-Fettsäuren zu den *gesunden* Omega-3-Fettsäuren in der Nahrung – enthalten in fettem Seefisch, Raps- und Leinöl – lag früher bei zwei zu eins bis eins zu eins. Heute liegt es bei zehn zu eins bis 50 zu eins. Also viel zu hoch! Der Zuckerkonsum betrug in der ersten Hälfte des 19. Jahrhunderts weniger als zehn kg pro Person und Jahr. Heute liegt er bei über 50 kg. Welche fatalen gesundheitlichen Konsequenzen diese beiden Ernährungsprobleme im Zucker- und Fettstoffwechsel genau mit sich bringen, sehen wir in den Kapiteln 2.3 und 2.4. Soviel an dieser Stelle: Der doppelte Überschuss führt gewisser Maßen zu einem doppelten Mangel. Hoher Zuckerkonsum hemmt die Wirkung von Vitamin C und hoher Konsum an Omega-6-Fettsäuren die der Omega-3-Fettsäuren. In der Frühzeit bestand die Ernährung aus etwa 50 Prozent pflanzlicher und 50 Prozent tierischer Kost – Fisch und mageres Fleisch. Es gab keine Weißmehlprodukte. Eine solche Kost lieferte bezogen auf 2 500 kcal – wenn keine Hungerperiode vorlag – deutlich größere Mengen an Vitaminen als unsere „moderne“ Ernährung, nämlich etwa 400 mg Vitamin C, 50 bis 75 mg Vitamin B_3 und etwa 5 bis 6 mg Vitamin B_6, was man anhand von Ernährungstabellen recht gut abschätzen kann. Eine solche Ernährung mit mehr Omega-3-Fettsäuren, mehr Vitaminen, kaum Zucker, keinen Weißmehlprodukten war ganz klar gesünder, als die heute übliche Kost.

Wie sehr ein hoher Konsum von Weißmehl- und Zuckerprodukten letztlich auch die Blutfette beeinflusst, ist unten auf dieser Seite vereinfacht dargestellt. Weißmehl- und Zuckerprodukte führen zu einem schnellen Anstieg des Blutzuckers. Vollkornprodukte tun das nicht. Dieser Anstieg ist eine Belastung für die Bauchspeicheldrüse, die das Insulin sehr schnell bereitstellen muss. Muss sie das sehr regelmäßig tun, kann langfristig dadurch Diabetes entstehen. Die großen Zuckermengen führen aber schließlich auch zu einer verstärkten Fett- und Cholesterinsynthese und lösen so Übergewicht und erhöhte Blutfettwerte aus. Es steigt aber nicht nur der Gesamtcholesteringehalt. Die Kombination einer zucker- und fettreichen Ernährung führt fast immer zu einem ungünstigen Verhältnis von „gutem“ (HDL) zu „schlechtem“ Cholesterin (LDL). Vielleicht können Sie es sich auch leichter merken mit „hilfreich“ (HDL) und „liederlich“ (LDL).

Zusammenhang von Zucker- und Fettsäurestoffwechsel – vereinfachte Darstellung

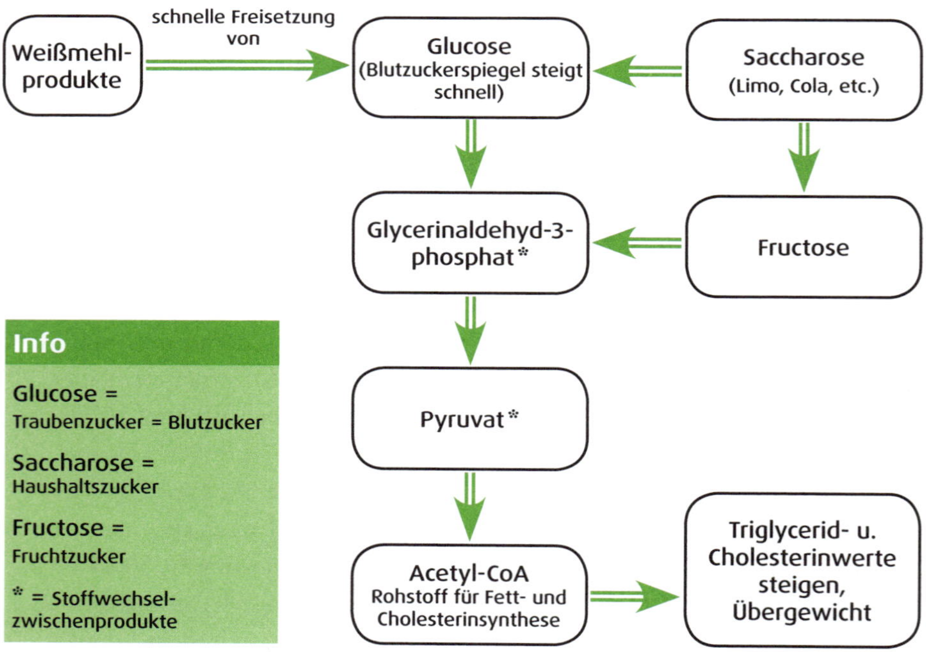

Info

Glucose =
Traubenzucker = Blutzucker

Saccharose =
Haushaltszucker

Fructose =
Fruchtzucker

* = Stoffwechsel-
zwischenprodukte

I.4

Mein Rundum-gesund-Programm

Mein persönliches Vitaminprogramm startete ich im Herbst 1989 mit der zusätzlichen Einnahme von ca. 2 000 bis 3 000 mg Vitamin C täglich. Im Laufe der Zeit habe ich mein Programm immer weiter ausgebaut.

Ich fühle mich heute mit 41 Jahren fitter und besser denn je. Das Lebensgefühl und die Laborwerte vieler jüngerer Männer und Frauen können da vermutlich nicht wirklich mithalten. Studieren Sie mein Rundum-gesund-Programm, dann wissen Sie warum. Und Sie bekommen Anhaltspunkte für das, was Sie bei sich ändern wollen.

Meine Routine

- ✔ Ich esse Obst und Gemüse, wie ich Lust habe,
- ✔ trinke Biokarottensaft,
- ✔ esse regelmäßig Tomatenprodukte,
- ✔ Fleisch und Eier, wie ich Lust habe, jede Woche mindestens sieben, manchmal auch zehn Eier, und meinen Blutfettwerten schadet es nicht. Einschränkende Empfehlungen von Experten interessieren mich nicht.

- ✔ Ich esse wenig Süßes – und wenn, dann dunkle Schokolade,
- ✔ wenig Weißmehlprodukte,
- ✔ wenig Weizen, stattdessen Dinkel, Hirse oder Roggen,
- ✔ vermeide Omega-6-Fettsäuren – verwende also zum Beispiel kein Sonnenblumenöl und esse keine Chips etc.
- ✔ treibe regelmäßig Sport.

- ✔ Ich nehme täglich Nahrungsergänzungsmittel (Bezugsquellen für Supplemente als Einzelnährstoffe und als „Alles-in-einem"-Granulat siehe Kapitel 6, Seite 151):

1 Tablette Vitamin B-50-Komplex (Time Release = „Zeitkapseln“) mit folgendem Inhalt:
Vitamine B_1, B_2, B_3, B_5, B_6, Cholin, Inositol, PABA je 50 mg, Folsäure 400 µg, Vitamin B_{12} und Biotin je 50 µg

Zusätzlich:
- ✔ Vitamin B_3, 125 bis 250 mg
- ✔ Folsäure, 400 µg
- ✔ Vitamin C, ca. 5 bis 10 g, wenn nötig mehr
- ✔ Vitamin D_3, 500 bis 1 000 I. E. – im Herbst und Winter
- ✔ Vitamin E, 800 I. E. als d-alpha-Tocopherol = RRR-alpha Tocopherol
- ✔ Coenzym Q10, 100 mg
- ✔ R-alpha-Liponsäure, 200 mg
- ✔ Cystein, ca. 400 mg
- ✔ Omega-3-Fettsäuren, 2 bis 7 g als Eicosapentaen- und Docosahexaensäure aus Nahrung und kaltgepresstem Lachsöl (liefert täglich noch ca. 350 I. E. Vitamin D_3)
- ✔ japanischer Grüntee, Sencha I – 8 bis 10 Minuten ziehen lassen
- ✔ 1 Tablette Multimineralien und Vitamin D_3 mit folgendem Inhalt:
  - – Calcium, 500 mg
  - – Magnesium, 250 mg
  - – Zink, 11 mg
  - – Eisen, 15 mg
  - – Chrom, 50 µg
  - – Mangan, 5 mg
  - – Kupfer, 1,5 mg
  - – Vitamin D_3, 200 I. E.

Zusätzlich:
- ✔ Zink, 15 bis 25 mg
- ✔ Selen, 200 µg

Das sind alles eher durchschnittliche Mengen an Nährstoffen. Bei Bedarf erhöhe ich zum Beispiel Vitamin C deutlich oder ergänze zum Beispiel Aminosäuren und weitere Nährstoffe.

Tabelle 3: Meine letzte Untersuchung vom 01. 09. 2010

Art des „Blutfetts"	Mein Wert	Richtwerte (Normalbereich)
Gesamtcholesterin (GC)	188 mg/dl	200–240 mg/dl
HDL	97 mg/dl	40–60 mg/dl
LDL	82 mg/dl	120–150 mg/dl
Triglyceride	45 mg/dl	80–130 mg/dl
Arteriosklerose-Risikofaktor (GC : HDL)	1,9	Werte unter 4 (weiblich) und 4,5 (männlich) sind günstig

Hinweis: Die Werte für LDL, Triglyceride und Gesamtcholesterin sollten niedrig und für HDL hoch sein.

Die Angestellte der Apotheke meinte, so gute Werte habe sie noch nie gesehen. Und die erreiche ich ohne „5-am-Tag"! Die Werte in den vorangegangenen Jahren waren ebenfalls immer rekordverdächtig. Mein HDL-Wert lag teilweise so hoch und das LDL so niedrig, dass das Messgerät sie nicht mehr erfassen konnte.

II

Wie Vitamine und Co. uns schützen

Alles was gegen die Natur ist, hat auf Dauer keinen Bestand.

CHARLES DARWIN [englischer Evolutionsbiologe, 1809 – 1882]

1 Orthomolekulare Medizin – was ist das?
2 So wirken Vitamine und Co. im Körper
3 Von Seefahrern, Goldschürfern und wie vor 40 Millionen Jahren alles begann – Vitamin C
4 Gesundheit aus der Kälte – Omega-3-Fettsäuren
5 Von Menschenversuchen, Schmutzpartys und Herzinfarkten – Vitamin B_3
6 Popeye und der tote Junge – Vitamin B_6, B_{12} und Folsäure
7 England in der Dunkelheit – Vitamin D

II.1

Orthomolekulare Medizin – was ist das?

Die wissenschaftliche Grundlage für eine Nahrungsergänzung mit hoch dosierten Vitaminen und anderen wichtigen Nährstoffen liefert die orthomolekulare Medizin. Die Pioniere auf diesem Gebiet waren die amerikanischen Ärzte William Kaufmann, Frederick Klenner, die kanadischen Ärzte Evan und Wilfrid Shute, der kanadische Arzt und Psychiater Abram Hoffer und viele andere. Sie haben bereits in den 30-er bis 50-er Jahren des letzten Jahrhunderts hohe Vitamindosen bei Arthritis, verschiedenen Infektionskrankheiten, Herzerkrankungen und Schizophrenie eingesetzt.

Das Fachgebiet der orthomolekularen Medizin wurde besonders von dem Amerikaner Linus Carl Pauling (1901–1994) geprägt, dem sowohl der Nobelpreis für Chemie als auch der Friedensnobelpreis verliehen wurde.

„Ortho" bedeutet so viel wie normal oder richtig. Pauling definierte den Begriff „orthomolekulare Medizin" in dem richtungweisenden Artikel „Orthomolecular Psychiatry" (Pauling 1968). Orthomolekulare Medizin ist die Behandlung und Prävention von Krankheiten durch Verwenden von Substanzen – „Molekülen" – in optimalen Dosierungen, die normalerweise im Körper vorhanden und dort für die Erhaltung der Gesundheit unerlässlich sind. Neben Vitaminen sind das Mineralstoffe, Spurenelemente, Aminosäuren und Fettsäuren. Hormone werden auch verwendet, aber nur als Substitution, wenn der eigene Körper sie aus irgendeinem Grund selbst nicht mehr oder nicht in ausreichender Menge herstellt. Die Behandlung des Diabetes mellitus durch Insulingaben ist eine solche orthomolekulare Therapie. Die Verabreichung von Kortison bei Allergien, Haut- und Darmerkrankungen, Multipler Sklerose und anderen Erkrankungen gehört nicht dazu, auch wenn Kortison im akuten Krankheitsschub nötig sein kann. Wenn es erforderlich ist, verwenden orthomolekulare Mediziner auch Kortison und andere „harte" Medikamente. Sie belassen es aber nicht dabei, sondern kombinieren die Orthomolekular- mit der Schulmedizin. Für den Patienten bringt das erhebliche Vorteile:

1. Vitamine und Co. reduzieren die Nebenwirkungen von Medikamenten.
2. Sie verstärken die Wirkung mancher Medikamente, das heißt, sie können niedriger dosiert werden, was auch die Nebenwirkungen weiter vermindert.

Hierzu einige Beispiele: Bei der Chemo- und Strahlentherapie sorgen verschiedene Vitamine und andere natürliche Antioxidantien in hohen Dosierungen für eine bessere Verträglichkeit und Ansprechrate (Kapitel 5.11).

Vitamin E und Acetylsalicylsäure (ASS) verstärken sich gegenseitig in ihrer Wirkung und bringen den Betroffenen zum Beispiel bei Gelenkentzündungen Erleichterung, wobei die übliche ASS-Dosis dann deutlich niedriger liegt.

Vitamin B_3 und die natürliche Aminosäure Tryptophan können den Bedarf an Schlaf-, Beruhigungsmitteln und Antidepressiva deutlich verringern.

Und es ist sogar möglich, dass eine orthomolekulare Therapie alleine ausreicht, vor allem in der Ruhephase einer Krankheit.

II.2

So wirken Vitamine und Co. im Körper

Für chemische Reaktionen sind im Chemielabor hohe Temperaturen nötig – meist mit dem Bunsenbrenner erzeugt – damit sie überhaupt in geeigneter Geschwindigkeit ablaufen können. In unserem Körper laufen die biochemischen Reaktionen ebenfalls hinreichend schnell ab. Allerdings bei niedrigen 37 Grad. Warum? Bei 37 Grad sorgen Enzyme – „Biokatalysatoren" – perfekt dafür, dass alle biochemischen Reaktionen in unserem Stoffwechsel rund laufen. Perfekt? Leider nicht immer. Und hier kommen nun die Vitamine ins Spiel. Vitamine sind oft Hauptbestandteile von so genannten Coenzymen, die sich mit einem Eiweißmolekül (Apoenzym) zum „aktiven Enzym" verbinden.
Die folgende, vereinfachte Reaktionsgleichung soll das veranschaulichen:

$$\text{Apoenzym} + \text{Coenzym} \rightleftharpoons \text{aktives Enzym}$$

Diese Reaktion kann wie ein chemisches Gleichgewicht betrachtet werden, das weit genug nach rechts verschoben sein muss, damit möglichst viel „aktives Enzym" = Gesundheit vorliegt.

Aufgrund eines kleinen genetischen Fehlers kann es dazu kommen, dass kein voll aktives Enzym gebildet wird. Diese „kleinen Fehler" kommen gar nicht so selten vor, was angesichts der Tatsache, dass in unserem Körper etwa 50 000 Enzyme existieren, nicht verwunderlich ist. Anders ausgedrückt: Mit an Sicherheit grenzender Wahrscheinlichkeit wird jeder Mensch mindestens ein mehr oder minder defektes Enzym in sich tragen.

Mit zunehmendem Alter wird die Situation nicht besser. Wie der Katalysator im Auto altern auch unsere Biokats, die Enzyme. Und das nicht erst jenseits der 60! Schon zwischen dem 30. und 40. Geburtstag sind erhöhte Vitaminmengen alleine für das optimale Funktionieren der Enzyme unabdingbar.
Hat zum Beispiel das Apoenzym aufgrund des genetischen Defektes an einer wichtigen Stelle nur eine einzige falsche Aminosäure sitzen, schwächt das sehr oft die Bindung zwischen Apo- und Coenzym. Die Folge: Die biochemischen Reaktionen im Körper werden nicht mehr perfekt gesteuert. Dies kann zu Krank-

heiten führen. Genau hier greift die orthomolekulare Medizin ein. Um trotz des genetischen Defektes genügend „aktives Enzym“ zu erhalten, verschiebt sie durch Ausgleich fehlender Substanzen das Gleichgewicht nach rechts. Die Menge an Apoenzym können wir nicht beeinflussen, wohl aber die Menge an Coenzym. Wir benötigen sehr große Mengen an Coenzym, um mehr defekte Apoenzym-Moleküle „zu veranlassen“, sich mit dem Coenzym zu verbinden. Da Vitamine die Hauptbestandteile von Coenzymen sind, benötigen wir letztlich sehr große Vitaminmengen. Man spricht dann auch von **Megadosis-Vitamintherapie**.

Hierzu einige Beispiele: Man kann mit Megadosen an Vitamin B_6 – 50 mg oder mehr täglich – dafür sorgen, dass die Enzyme optimal arbeiten, für die Vitamin B_6 Hauptbestandteil des passenden Coenzyms ist. Auf diese Weise kann zum Beispiel ein Stoffwechsel normalisiert werden, der durch die Einnahme der „Pille“ gestört ist. Oder Kortison verkraften muss. Mit Vitaminen kann eine antientzündliche Wirkung eingeleitet und langfristig aufrechterhalten werden. Deshalb wird Vitamin B_6 unter anderem beim Karpal-Tunnel-Syndrom (Ellis u. Folkers 1982) oder bei geschwollenen Gelenken, die bei rheumatischen Beschwerden auftreten können, eingesetzt.

In einem Übersichtsartikel im *American Journal of Clinical Nutrition* beschreiben Ames und seine Mitarbeiter (Ames u. a. 2002) etwa 50 genetische Krankheiten, die aufgrund des oben beschriebenen Prinzips mit Megavitamindosierungen behandelt werden. Darunter sind Krankheiten wie Autismus, tardive Dyskinesia, Cystathioninuria und viele andere. Autismus ist unter anderem durch eine Unfähigkeit zu sozialen Bindungen und das Einkapseln in die eigene Gedankenwelt gekennzeichnet. Die tardive Dyskinesia – oft eine Folge Jahre langer Einnahme von Neuroleptika – äußert sich durch schnelle, sich wiederholende, unkontrollierte Bewegungen. Bei der Cystathioninuria kommt es aufgrund eines Enzymdefektes – γ-Cystathionase – zu erhöhten Cystathionin Konzentrationen in Geweben und Urin. Das klinische Bild umfasst eine diabetische Stoffwechsellage, geistige Retardierung sowie Krämpfe. Alle drei Erkrankungen bessern sich deutlich in der Symptomatik, wenn hohe Vitamin B_6-Dosierungen verabreicht werden.

Es kann aber auch sein, dass Apo- und Coenzym zwar fest genug aneinander binden, aber trotzdem nicht genügend „aktives Enzym“ gebildet wird, weil die Umwandlung vom Vitamin zum Coenzym gestört ist (Kapitel 2.5). Auch in diesem Fall benötigt man sehr große Vitaminmengen, damit möglichst viel Coenzym und somit ausreichende Mengen an „aktivem Enzym“ gebildet werden. Im ungünstigsten Fall hat ein Patient beide Defekte. Eine gestörte Apo- und Coenzym-**Bindung** und eine gestörte **Bildung** des Coenzyms aus dem Vitamin. In einem solchen Fall werden schnell die 100- bis 1 000-fachen Vitaminmengen des üblichen Tagesbedarfs benötigt.

Das Prinzip, mit hohen Vitamindosierungen ausgleichend in den Stoffwechsel einzugreifen, kennen bis heute leider nur sehr wenige Ärzte. Trotzdem wird die überwiegende Mehrheit nicht müde zu behaupten, „dass mit den Vitaminen ist doch alles Quatsch“. Bei manchen liegt die letzte Chemievorlesung in der Tat schon etwas länger zurück. Oder sie haben nicht aufgepasst.

Ein weiteres Wirkprinzip, das in der orthomolekularen Medizin von großer Bedeutung ist, ist die Enzymhemmung. Dieses Prinzip werde ich anhand von konkreten Beispielen mit Vitamin C, Fettsäuren, Vitamin E noch detaillierter erläutern. Im Kern geht es darum, eine unerwünschte Substanz mit Hilfe von orthomolekularen Substanzen vom Enzym fernzuhalten, um die gesundheitsschädigende Wirkung im Stoffwechsel zu unterbinden. Dazu benötigt man sehr große Mengen an Vitaminen und bestimmten Fettsäuren und muss gleichzeitig die unerwünschten Substanzen, die Nahrungsbestandteile sein können, durch eine Diät meiden. Es gibt noch eine Reihe weiterer Wirkprinzipien von Vitaminen und Co. – etwa auf das Immunsystem, antioxidative Wirkung, entgiftende Wirkung und viele mehr – die ebenfalls kurz in diesem Buch (Kapitel II, V) besprochen werden.

Fassen wir zusammen: Die orthomolekulare Medizin basiert auf bekannten chemischen und biochemischen Prinzipien. Sie wirkt und ist hinsichtlich der Nebenwirkungen der Schulmedizin überlegen. Die Schulmedizin sieht in der orthomolekularen Medizin noch zu sehr einen Gegenspieler, was sie aber nicht ist. Zum Wohle des Patienten **müssen** beide Seiten zusammenarbeiten. Ob in unserem pharmazeutisch-medizinischen Betrieb das Wohl der Patienten immer an erster Stelle steht, ist zu bezweifeln, da es zu viele gegenseitige Abhängigkeiten gibt und man mit Vitaminen nicht reich werden kann. Als natürliche Substanzen sind sie nicht patentierbar und deshalb preiswert.

II.3

Von Seefahrern, Goldschürfern und wie vor 40 Millionen Jahren alles begann – Vitamin C

Vitamin C (Ascorbinsäure) ist das wohl populärste Vitamin. Und das zu recht. Dies hängt mit seiner Geschichte, seiner Biochemie, dem sehr bekannten Promoter Linus Pauling und letztlich mit der enormen gesundheitlichen Bedeutung zusammen.

Von Skorbut, der Vitamin C-Mangelkrankheit, hat sicher jeder schon mal gehört und auch, dass vor Jahrhunderten vor allem Seefahrer daran litten und starben. Ende des 15. Jahrhunderts verlor Vasco da Gama auf seiner Umsegelung des Cap Horn noch einen Großteil seiner Mannschaft durch Skorbut. Jaques Cartier, der 1541 und 1542 den St. Lorenz Strom erforschte und im kanadischen Eis überwintern musste, beschrieb in seinem Logbuch den Skorbut wie folgt: ***„Eine unbekannte Krankheit begann sich unter uns auf die härteste Art, die je gehört oder gesehen wurde, auszubreiten. Einige verloren all ihre Kraft und konnten nicht mehr auf den Füßen stehen. Dann schwollen ihre Beine. Ihre Muskeln schrumpften ein und wurden schwarz wie Kohle. Andere hatten ihre Haut gefleckt mit blutigen Stellen von purpurner Farbe. Dann stieg es hinauf zu ihren Fußknöcheln, Schenkeln, Schultern, Armen und Nacken. Ihre Münder wurden stinkend. Ihr Zahnfleisch wurde so faul, dass alles Fleisch bis zu den Wurzeln der Zähne abfiel und diese beinahe alle ausfielen. Mit solcher Ansteckungskraft breitete sich die Krankheit über unsere drei Schiffe aus, dass Mitte Februar von den 100 Personen, die wir waren, keine 10 mehr gesund waren“.***

1747 führte der schottische Arzt Lind einen kontrollierten Versuch durch, in dem er einer Gruppe von Skorbut-Patienten frische Zitrusfrüchte gab und den übrigen Gruppen verschiedene andere Rezepte verabreichte, die aber wirkungslos blieben. Bei den mit Zitrusfrüchten behandelten Patienten stellte sich sehr schnell der Heilungserfolg ein.

James Cook, der berühmte englische Seefahrer, kannte möglicherweise diesen Bericht. Er hatte für seine Weltumsegelungen Fässer mit Sauerkraut laden lassen, und bei Landgängen wurden frisches Obst und Gemüse an Bord genommen. So verlor Cook auf seinen Seefahrten Ende des 18. Jahrhunderts keinen einzigen Mann durch Skorbut. Skorbut wütete auch noch im 19. Jahrhundert bei den Goldschürfern in Kalifornien und in Alaska.

Selbst heute gibt es noch tragische Einzelfälle. In einer Wissenschaftssendung des öffentlich-rechtlichen Fernsehens, in der es um Kernphysik ging, wurde Anfang 2009 beiläufig berichtet, dass ein Wissenschaftler am Kernforschungszentrum Cern in der Schweiz an Skorbut gestorben sei. Er war sicherlich ein begnadeter Physiker, hatte jedoch seine Ernährung offenbar in tödlicher Weise vernachlässigt.

Es gibt nur wenige Lebewesen, für die Ascorbinsäure essenziell ist. Dazu gehören wir Menschen, einige Primatenarten, Meerschweinchen und eine spezielle Vogel- und Fledermausart. Alle anderen Lebewesen können die Ascorbinsäure aus ihrer Vorstufe der Glucose – Traubenzucker – über vier Reaktionsschritte selbst herstellen. Für diese Lebewesen ist die Ascorbinsäure also gar kein Vitamin. Die meisten anderen Vitamine haben keine Sonderstellung wie Vitamin C, das heißt, sie sind sowohl für den Menschen als auch für alle anderen Lebewesen Vitamine.

Wie ist es dazu gekommen? Dafür müssen wir uns auf eine Zeitreise begeben und etwa 40 Millionen Jahre zurückblicken. Bei unseren Vorfahren gab es eine Mutation: Sie verloren die Fähigkeit, ein besonderes Enzym – L-Gulonolactonoxidase – herzustellen. Dieses Enzym wird benötigt, um im letzten Reaktionsschritt aus Glucose Ascorbinsäure zu synthetisieren. Eine Mutation kann sich aber nur durchsetzen, wenn die Umweltbedingungen es zulassen. Ein Lebewesen, das die Fähigkeit zur Ascorbinsäuresynthese verloren hat, kann nur überleben, wenn die Nahrung ausreichende Mengen davon enthält. Die so entstandene „Vitamin C-Mutante“ hatte also sicher einen Überlebensvorteil gegenüber der „Vorgängerversion“. Unsere Vorfahren müssen eine Vitamin C-reiche Nahrung vorgefunden haben. Somit war es nun nicht mehr nötig, den Organismus mit der Herstellung eines Enzyms zur Ascorbinsäuresynthese zu belasten. Das sparte Stoffwechselenergie. Ein Überlebensvorteil! Ein weiterer kam hinzu: In Zeiten von Nahrungsknappheit mussten keine Stärke und Glucose für die Ascorbinsäuresynthese verschwendet werden.

Vitamin C kurz und bündig!

- Vitamin C ist für die Zelle das wichtigste wasserlösliche Antioxidans und schützt sie vor aggressiven Sauerstoffradikalen.
- Vitamin C regeneriert andere natürliche Antioxidantien wie Vitamin E, β-Carotin und erhöht den Glutathionspiegel
- Vitamin C senkt erhöhten Blutdruck (Duffy 1999).
- Vitamin C lindert akute Pankreatitis deutlich (Wei-Dong 2003).
- Vitamin C schleust giftige Schwermetalle wie Quecksilber, Cadmium, Blei und Arsen aus dem Körper.
- Vitamin C entgiftet Krebs erregende Substanzen, wie Benzol und Nitrosamine.
- Vitamin C ist ein natürliches Antibiotikum.
- Vitamin C kann Viren, Bakterien und Krebszellen vernichten (s. auch Kapitel 5.11).
- Vitamin C ist die Antistresssubstanz überhaupt! Bei Stress produziert der Körper vermehrt Kortison. Kortison schwächt das Immunsystem. Vitamin C kann die vermehrte Kortisonproduktion – möglicherweise durch seinen „pro-oxidativen Effekt" verhindern und stärkt dadurch das Immunsystem.

  In Stresssituationen würde unserer Körper, wenn er es noch könnte, bis zu 15 g Ascorbinsäure täglich synthetisieren (Stone 1972). Ich vertrage in Stresssituationen etwa 25 g Vitamin C täglich.
- Vitamin C ist ein natürliches Dopingmittel (Gonzalez 2005). Es vermindert Muskelschwäche, indem es bestimmte Oxidations- und Entzündungsvorgänge verhindert. Für diesen Effekt werden etwa 1 500 mg Vitamin C täglich benötigt.
- Vitamin C ist an einer Reihe von Biosynthesen beteiligt:
  - Carnitin, unter anderem zur Muskelstärkung
  - Kollagen unter anderem für ein starkes Bindegewebe
  - Gallensäure aus Cholesterin zur Cholesterinsenkung
- Vitamin C wirkt antiallergisch, indem es Histamin zerstört.
- Vitamin C erhöht das „gute", „hilfreiche" HDL
- Vitamin C reduziert das Risiko von grauem Star um 45 Prozent, wenn es in Mengen von über 750 mg täglich genommen wird (Tan 2008). Diese Menge erreicht man nur mit Ergänzung.

Die aufgeführte Liste ist längst nicht vollständig, aber sie zeigt doch eindrucksvoll die vielfältigen Stärken von Vitamin C.

II.3.1

Wie viel Vitamin C braucht der Mensch?

Es ist berechnet worden, dass wir etwa 2 bis 4 g Ascorbinsäure täglich synthetisieren würden, wenn wir das Enzym L-Gulonolactonoxidase noch besäßen (Stone 1972), das durch den Evolutionsprozess verloren ging. Die Empfehlungen der meisten nationalen Ernährungsgesellschaften liegen bei lediglich 50 bis 100 mg Vitamin C täglich. Unsere nächsten Verwandten im Tierreich – Gorilla und Schimpanse – nehmen täglich mehrere Gramm Vitamin C mit ihrer natürlichen Nahrung zu sich. Tiere wie beispielsweise Hund oder Ziege synthetisieren ihre eigene Ascorbinsäure. Bezogen auf 70 kg Tiergewicht liegen die Mengen im Gramm- und nicht im Milligrammbereich. Sollte der Mensch sich so sehr von anderen Lebewesen unterscheiden und mit 50 bis 100 mg Vitamin C täglich optimal versorgt sein? Eine Reihe weiterer Argumente liefert ein klares „Nein“ als Antwort auf diese Frage.

Betrachten wir zunächst die Argumente der Gegner einer Vitamin C-Supplementierung und widerlegen sie dann. Da man die empfohlenen, niedrigen Vitamin C-Mengen zum Beispiel schon durch den Verzehr von 1 bis 2 Orangen täglich decken kann, wird „messerscharf“ geschlossen, man brauche keine Nahrungsergänzung. Ein sehr statisches Denken, wie sich noch zeigen wird. Ein weiteres Standardargument gegen eine Supplementierung lautet: „Überschüssiges Vitamin C wird ausgeschieden und ist somit überflüssig“. Mit etwas Nachdenken wird klar, dass hier ein Fehler in der Argumentation steckt. Der erste Teil der Aussage stimmt zwar, beweist aber doch nur, dass man Vitamin C nicht überdosieren kann. Übersehen wird, dass Vitamin C, bevor es ausgeschieden wird, mehrere Stunden in Darm und Blase verweilt und dort während dieser Zeit zum Beispiel Krebs erregende Substanzen unschädlich macht.

In dem Argument wird aber auch stillschweigend vorausgesetzt, dass der Vitamin C-Bedarf nur kleinen Schwankungen unterliegt, was jedoch nicht stimmt. Und ab welcher Menge spricht man überhaupt von Überschuss? Schon bei 101 mg täglich oder erst bei viel größeren Mengen? Der Bedarf und die Verträglichkeit von Vitamin C lassen sich recht gut über die von R.F. Cathcart (1981) entwickelte Magen-Darm-Toleranz-Methode bestimmen. Das ist die tägliche

Vitamin C-Menge – verteilt auf 4 bis 25 Dosierungen – bei der es gerade zu flüssigem Stuhl und/oder zur Flatulenz kommt. Reduziert man anschließend die Vitamin C-Menge um zehn bis 20 Prozent, so ist die für den eigenen Körper in dieser Bedarfssituation optimale Dosis gefunden. Cathcart hat für einen gesunden Menschen eine Spannweite von 4 bis 15 g täglich und für Krebspatienten eine Magen-Darm-Toleranzgrenze von 20 bis 100 g Vitamin C täglich ermittelt. Diese großen Vitamin C-Mengen wurden ohne jegliche Nebenwirkungen vertragen. Bei Infektionen werden nach Art und Schwere – 10 g bei leichter Erkältung bis 200 g bei Aids – täglich oral ohne nennenswerte Nebenwirkungen vertragen. Bessert sich der Gesundheitszustand, geht die Magen-Darm-Toleranzgrenze wieder auf normale Werte zurück. So kann es sein, dass man eine sehr schwere Erkältung mit 50 g oder mehr am ersten Tag behandeln muss und am dritten Tag werden nur noch normale Dosierungen benötigt. Die Magen-Darm-Toleranzgrenze ist ein guter Indikator für den tatsächlichen Vitamin C-Bedarf eines Menschen.

Ein weiteres Argument gegen eine Vitamin C-Supplementierung lautet: „So große Säuremengen sind schädlich für den Magen". Ascorbinsäure ist eine vergleichsweise schwache Säure und wird von den meisten Menschen gut vertragen. Personen mit einem Säure-empfindlichen Magen reagieren ganz allgemein empfindlich auf Säuren, zum Beispiel in Weißwein, Obst, Tomaten und anderen Lebensmitteln. Dieses Säure-Problem lässt sich beim Vitamin C aber elegant umgehen. Streng genommen ist Ascorbinsäure nur eine Form von Vitamin C. Die physiologische Wirksamkeit hängt am Ascorbat (Ascorbinsäureanion). Bei einem empfindlichen Magen kann man Natrium-, Magnesium- oder Calciumascorbat verwenden. Natriumascorbat kann man sich sogar leicht selbst herstellen, in dem man zur Ascorbinsäure etwas Natron (Bullrichsalz) gibt. Oder man achtet beim Kauf der Nahrungsergänzung darauf, dass Vitamin C zum Beispiel auch als Calciumascorbat enthalten ist.

Und noch ein unsinniges Argument, was Unbelehrbare gerne aus der Mottenkiste hervorkramen: „Zu viel Vitamin C in der Nahrung zerstört Vitamin B_{12} und kann somit Anämie verursachen". Es entstammt einer falschen Messmethode, die die Forscher Herbert und Jacob 1974 verwendet hatten und so zu diesem unsinnigen Ergebnis gekommen waren. Zwei Jahre später, also 1976, konnten Newmark und seine Mitarbeiter zeigen, dass zusätzlich eingenommenes Vitamin C das Vitamin B_{12} in der Nahrung nicht zerstört. Es gibt heute keinen aufrichtigen Wissenschaftler mehr, der das noch behaupten würde. Doch leider ist das falsche Argument immer noch im Umlauf (Kapitel 3.3). Nicht immer ganz zufällig, wie ich meine.

Und noch ein unsinniges Argument: „Vitamin C zerstört die DNA und ist somit Krebs fördernd“ Dafür verantwortlich ist ein Artikel in der Zeitschrift „Nature“ (Podmore 1998). Dort wurden die Ergebnisse von In-vitro-Versuchen – Versuchen im Reagenzglas – einfach auf In-vivo-Situationen – Lebend-Situationen – übertragen. Man ermittelte, dass Mengen von über 500 mg Vitamin C täglich für die schädlichen Effekte ausreichen würden. Und ließ dabei offenbar außer Acht, dass Millionen von Europäern und Amerikanern seit Jahrzehnten deutlich größere Mengen zu sich nehmen, ohne dass je eine Häufung von Krebs stattgefunden hätte. So eine Vorgehensweise ist nichts anderes als schlechte Wissenschaft.

Ein weiteres Argument, gegen eine Nahrungsergänzung mit Vitamin C: „Obst und Gemüse enthalten viel stärkere Antioxidantien als Vitamin C“. Und weiter heißt es dann: „Ein Apfel hat eine antioxidative Kapazität von etwa 1 000 mg Vitamin C“. Das möchte ich gar nicht bestreiten, doch wird Vitamin C hier zum einen auf seine Funktion als Antioxidans beschränkt, was viel zu kurz greift, wie bereits ausführlich dargelegt wurde. Und zum anderen stellt sich doch die Frage, ob man nicht „Äpfel mit Birnen“ vergleicht.

1. Ein Apfel enthält natürlich viel mehr als nur ein Antioxidans, so dass es logischer wäre zu fragen: „Was ist gesünder: Apfel oder Apfel plus Vitamin C?

2. Die Tatsache, dass Obst- und Gemüse, beziehungsweise deren Extrakte, stärkere Antioxidantien enthalten als Vitamin C, bedeutet nicht, dass diese Stoffe im Körper auch wirkungsvoller sind als Vitamin C. Es kommt vielmehr auch auf die Konzentrationen dieser Stoffe in den Zellen und Geweben an. Und da ist Vitamin C mal wieder einmalig. Es wird gut resorbiert und kann mitunter in so großen Mengen eingenommen werden, dass die Gewebe und Zellen viel mehr Vitamin C enthalten, als Antioxidantien aus Obst und Gemüse oder deren Extrakten. Angenommen, ein Antioxidans aus Obst schützt menschliche Zellen zehnmal stärker als Vitamin C. Vitamin C aber weist die 20-fache Konzentration in der Zelle oder im Blutplasma auf. Dann hat Vitamin C einen „doppelt“ so hohen Nutzen wie der Wirkstoff aus dem Obst. Das bedeutet nicht, dass man kein Obst oder Gemüse Essen soll. Es bedeutet nur, dass das Argument: „Man benötigt keine zusätzliche Vitamin C-Einnahme, weil in Obst und Gemüse stärkere Wirkstoffe enthalten sind“ unsinnig ist.

Ein weiteres Argument gegen zusätzliches Vitamin C lautet: „Vitamin C verursacht Nierensteine“ Unsinn! (siehe Kapitel 4.1).

Und noch ein falsches Argument:
„Bei ca. 200 mg Vitamin C täglich ist das Blutplasma gesättigt. Eine „5-am-Tag“-Diät – zur Erinnerung: von nur einem Prozent der Bevölkerung durchgeführt – liefert etwa 250 mg, also ist eine Nahrungsergänzung unnötig“. Dieses Argument möchte ich fachlich etwas ausführlicher widerlegen und eine hoch dosierte Nahrungsergänzung begründen. Schnellleser können diesen Abschnitt überspringen und sich stattdessen auf die Zusammenfassungen in den Kästen auf den Seiten 40 beziehungsweise 43 konzentrieren.

Zur Begründung des Arguments werden pharmakokinetische Versuche angeführt, bei denen die Blutplasmakonzentration von Vitamin C in Abhängigkeit von der täglich aufgenommen oralen Vitamin C-Menge gemessen wurde. In einer als exemplarisch geltenden Untersuchung hatten Levine und seine Mitarbeiter 1997 herausgefunden, dass weiße Blutzellen bereits bei 100 mg Vitamin C täglich gesättigt sind, Blutplasma dies jedoch erst bei 400 bis 1 000 mg täglich erreicht. In diesem Artikel werden 1 000 mg Vitamin C täglich als unbedenklich eingestuft. Unverständlich ist nur, warum dann lediglich 200 mg Vitamin C täglich empfohlen werden. Die vom *U.S. Institute of Medicine* als sicher eingestufte obere Grenze wurde auf 2 000 mg täglich festgesetzt. In einigen Studien (Kapitel 4.1) wurden über Jahre 10 000 mg verabreicht ohne ernste Nebenwirkungen. Als **vorläufiges** Zwischenergebnis möchte ich festhalten:

Das Blutplasma ist nicht bei 200 oder 250 mg Vitamin C täglich gesättigt. Die absolut benötigte Mindestmenge beträgt 400 mg Vitamin C täglich. Das wären acht Portionen Obst/Gemüse – oder 1 kg essbarer Anteil. Jeden Tag. Das schafft dauerhaft niemand. Eine Vitamin C-Supplementierung ist unvermeidbar!

Bei diesen Messungen wurden jedoch systematische Fehler gemacht: Es wurde nur eine Einmaldosis Vitamin C pro Tag verabreicht, und die Messung der Plasmaspiegel erfolgte, nachdem das Vitamin C bereits ausgeschieden war. In einer späteren Untersuchung hat die Forschergruppe deshalb (Padayatty 2004) ihre früheren Ergebnisse verworfen und gezeigt, dass mit einer anderen Supplementierung deutlich höhere Plasmaspiegel erreicht werden, als bei einer „5-am-Tag“-Diät. Der zudem nur ein Prozent der Bevölkerung folgt.

Anmerkung: Sie können sich denken, welche der beiden Untersuchungen von den Gegnern einer Vitamin C-Supplementierung als ultimatives und unumstößliches Argument ins Felde geführt wird. Übrigens auch von sehr bekannten Wissenschaftsmoderatoren und Ernährungsexperten. So kann man auch Meinungsbildung betreiben: Man lässt Falsches einfach nur oft genug medienwirksam durch Prominente wiederholen, und irgendwann glauben (fast) alle daran. Womit das Falsche zwar nicht richtig, aber faktisch zur Wahrheit erhoben wird. Die folgende Tabelle zeigt einige Werte aus dem zitierten Artikel (siehe auch Ely 1999, Pauling 1992).

Tabelle 1: Vitamin C-Blutplasmaspiegel und orale Vitamin C-Aufnahme

Art der oralen Vitamin C-Aufnahme	Aufgenommene Menge	Vitamin C-Blutplasmaspiegel
5-am-Tag-Diät	ca. 0,20 g	13 mg / l
Nahrungsergänzung	1–1,25 g	25 mg / l
Nahrungsergänzung	10 g (4 × 2,5 g)	38 mg / l

Die überraschende Schlussfolgerung der Autoren dieses Artikels lautete: „Eine zusätzliche Einnahme von Vitamin C-Ergänzungsmitteln erhöht den Plasmaspiegel um das Doppelte bis Dreifache. Dieser Unterschied ist gering, deshalb empfehlen wir keine Vitamin C-Ergänzungsmittel".

Diese Auffassung teile ich absolut nicht. Ein doppelt bis dreimal so hoher Vitamin C-Spiegel entscheidet darüber, ob man eine Erkältung bekommt oder nicht, oder ob eine Operationswunde gut, schlecht oder gar nicht verheilt und vieles mehr. In der Untersuchung ging es auch darum, zu zeigen, dass die intravenöse Verabreichung von Vitamin C deutlich höhere Plasmaspiegel herbeiführt, als eine orale Aufnahme, und bei der Krebsbehandlung von größerer Bedeutung ist. Dieser Aussage stimme ich zu. Die Autoren haben berechnet, dass bei einem Plasmaspiegel von etwa 40 mg / l an Vitamin C das Plasma gesättigt ist. Das bedeutet, größere Mengen als täglich 10 g oral aufgenommenes Vitamin C würden den Plasmaspiegel bei einer gesunden Person kaum mehr erhöhen. Dies scheint nahe liegend, da die Verabreichung von 6 mal 3 g Vitamin C täglich den Plasmaspiegel bei den Probanden nur noch geringfügig erhöhte. Eine Menge von 18 g Vitamin C täglich hat jedoch einen deutlich größeren Nutzen für das Immunsystem, als 10 g täglich (Kapitel 5. 12). Interessanterweise bemerken die Autoren jedoch selbst in ihrem Artikel, dass ihr eigenes Modell für sehr hohe Vitamin C-Dosen und bei Krebs nicht geeignet ist.

Es ist denkbar, dass bei einem Blutplasmaspiegel von 40 mg/l an Vitamin C keine absolute obere Grenze erreicht ist. Dazu einige Anmerkungen: Mengen bis 200 mg Vitamin C werden zu fast 100 Prozent im menschlichen Körper resorbiert. Bei einer Einmaldosis von 1 000 mg sind es nur 75 Prozent. Die restlichen 25 Prozent werden also ausgeschieden. Bei 12 g Vitamin C sind es nur noch 16 Prozent. Die absolut resorbierten Mengen steigen aber kontinuierlich von 200 mg über 750 mg bis ca. 2 000 mg. Man erkennt leicht, dass sich der Plasmaspiegel durch viele kleinere Einzeldosen signifikant erhöhen lässt. Die oben erwähnten 18 g – verabreicht als 6 mal 3 g – werden zu etwa 35 Prozent resorbiert – das sind 6,3 g. Würde man die gleiche Gesamtmenge auf 18 mal 1 g verteilen, würden 75 Prozent – das sind 13,5 g – resorbiert, also deutlich mehr, was sehr wahrscheinlich zu einem höheren Plasmaspiegel als 40 mg/l führen könnte. Noch größere Mengen, wie sie zum Beispiel bei Krebs vertragen werden, verteilt auf viele kleine Einzeldosen, könnten zu noch höheren Plasmaspiegeln führen.

Ist man gesund, werden sehr große Vitamin C-Mengen zum Teil ins Blutplasma aufgenommen, während der Rest im Darm verbleibt und zu Durchfall führen kann (osmotischer Effekt). Ist man krank, sind die Reaktionen jedoch ganz anders. Der Darm dient dann als Reservoir, das „angezapft" wird, wenn genügend große Mengen oral aufgenommen wurden. Das funktioniert ähnlich wie bei Tieren, die ihr eigenes Vitamin C synthetisieren (Hickey 2005). Ein Krebspatient, dessen Magen-Darm-Toleranzgrenze für Vitamin C bei 50 oder 100 g täglich liegt, bekommt bei solchen Mengen keinen Durchfall. Ein Beleg dafür, dass der überwiegende Anteil des oral eingenommenen Vitamin C nicht im Darm verbleibt. Es wird also vermutlich sehr viel Vitamin C ins Blut gepumpt.

Angenommen, ein Krebspatient nimmt täglich 17 mal 3 g Vitamin C zu sich und erhält somit eine absolut resorbierte Menge von knapp 18 g, also 17 mal 3 g mal 35 Prozent. Die oben erwähnten 18 g Vitamin C verteilt auf sechs Dosierungen zu je 3 g liefern eine absolut resorbierte Menge an Vitamin C von 6,3 g und einen Blutplasmaspiegel von etwa 40 mg/l Vitamin C. Unser Krebspatient könnte somit einen Plasmaspiegel von maximal 120 mg/l erreichen. Nimmt man die 4 mal 2,5 g Vitamin C mit einem Plasmaspiegel von 38 mg/l als Referenz für die lineare Extrapolation, so ergäbe sich für die Einnahme von 17 mal 3 g Vitamin C ein Plasmaspiegel von ca. 180 mg/l. Eine analoge Überlegung führt bei 100 g Vitamin C täglich zu Plasmaspiegeln von etwa 170 bis 260 mg/l. Diese hypothetischen Werte stehen im Einklang mit experimentellen Daten und Einzelfallberichten. Deutliche Antitumoreffekte von Vitamin C treten ab einem Blutplasmaspiegel von 180 mg/l auf (Casciari u. a. 2001). Hickey und Saul beschreiben in ihrem Buch „Vitamin C: The Real Story", dass die Einnahme von 36 g Vitamin C in einer speziellen Galenik einen Plasmaspiegel von ca. 70 mg/l zur Folge hatte. Es wird auch der Fall eines Krebspatienten beschrieben, der sich mit täglich bis zu 130 g Vitamin C oral selbst versorgte. Bei diesem Patienten lag der Plasmaspiegel bei 350 mg/l. Durch intravenöse (i.v.) Verabreichung von zum Beispiel 50 g Vitamin C täglich erreicht man einen Blutplasmaspiegel von über 2 000 mg/l. Bei solch hohen Werten sind die Antitumoreffekte von Vitamin C noch mal deutlich größer.

Schlussfolgerung:

Mit hohen oralen Dosierungen Vitamin C von 1 bis 10 g täglich kann man den Plasmaspiegel auf mindestens das Doppelte bis Dreifache, nämlich 25 bis 38 mg/l, im Vergleich zu einer „5-am-Tag"-Diät anheben, die lediglich 13 mg/l bringt. Damit ist bewiesen, dass eine „5-am-Tag"-Diät keine optimalen Vitamin C-Mengen liefert. Bei Krebspatienten lassen sich mit 35 bis 130 g Vitamin C täglich Plasmaspiegel von 70 bis zu 350 mg/l erreichen.

Die biochemischen Zusammenhänge zwischen dem Immunsystem und Vitamin C und welche Rolle dabei der Zuckerkonsum spielt, möchte ich ebenfalls ausführlicher behandeln, da diese Wirkmechanismen eine wichtige Begründung für die in Kapitel 5 dargelegten Vorschläge sind.

Die strukturelle Ähnlichkeit des Vitamin C mit Zuckermolekülen ist dafür verantwortlich, dass es im Stoffwechsel konkurrierende Hemmungen gibt. Darauf beruht auch die generelle Empfehlung, Zucker möglichst zu vermeiden, um die Wirkung hoher Vitamin C-Dosen nicht abzuschwächen, sowie die Empfehlung, Vitamin C in Gramm-Mengen – wie es für einen Zucker normal wäre – und nicht in Milligramm-Mengen einzunehmen. Abbildung 1 auf der folgenden Seite „Beziehung zwischen Glucose, Vitamin C und dem Immunsystem" (Ottoboni 2005) zeigt, wie sehr Glucose und somit auch Saccharose die Wirkung von Vitamin C abschwächen.

Abbildung 1: Beziehung zwischen Glucose, Vitamin C und dem Immunsystem (Ottoboni 2005)

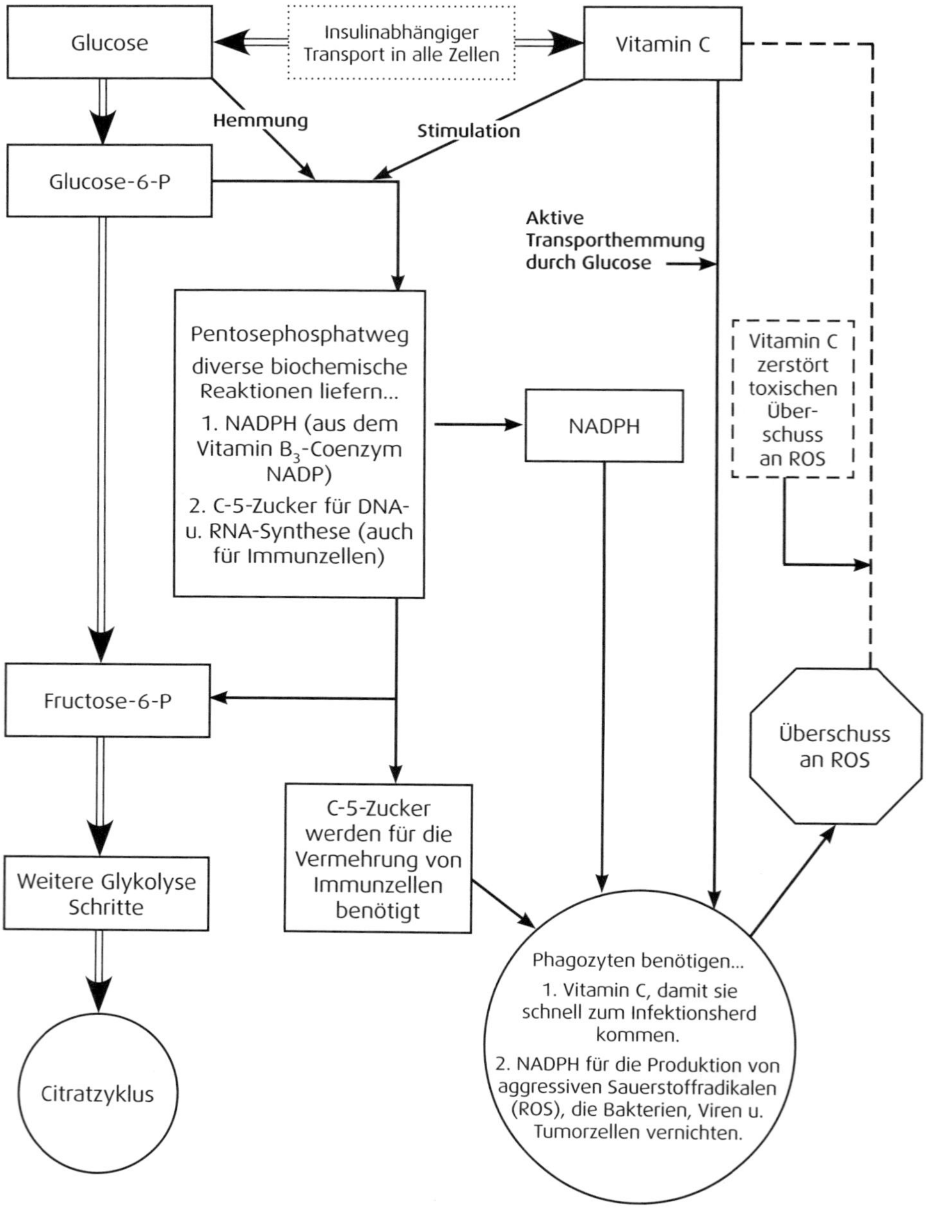

Abbildung 1 zeigt ein vereinfachtes Modell der Beziehung zwischen Glucose, Vitamin C und dem Immunsystem. Mittels Insulin werden Glucose und Vitamin C in die Zellen transportiert, auch in die für die unspezifische Immunabwehr so wichtigen Phagozyten, die „Fresszellen". Die Phagozyten suchen und attackieren Bakterien, Viren, Krebszellen und befreien das Blut von Eindringlingen und inneren Feinden. Die Phagozyten können ihre Aufgaben nur erfüllen, wenn sie ausreichend mit Vitamin C versorgt sind. Bei Beginn einer Infektion halbiert sich der Vitamin C-Gehalt in den Phagozyten. Um dieses Defizit auszugleichen, benötigt man Vitamin C in Gramm-Mengen.

Der gemeinsame Transportmechanismus, der die Folge der chemischen Ähnlichkeit zwischen Glucose und Vitamin C ist, erklärt, warum sehr große Mengen Vitamin C nötig sind, um die Hemmung durch Glucose zu überwinden. Es ist denkbar, dass etliche der Studien, die kein positives Ergebnis einer Vitamin C-Supplementierung zeigten, darauf zurückzuführen sind, dass die Probanden große – und damit in der westlichen Welt normale – Mengen Zucker zu sich nahmen. Wer am Tag 200 g Saccharose verbraucht, darf nicht so naiv sein zu glauben, dass ihn 1 oder 2 g Vitamin C vor einer Erkältung schützen könnten. Ganz zu schweigen von der möglichen Schwächung des Immunsystems zur Krebsbekämpfung aufgrund des ungünstigen Mengenverhältnisses von Zucker zu Vitamin C. Ebenso müssen Diabetiker auf eine gute Vitamin C-Versorgung achten, weil ein hoher Blutzuckerspiegel den Transport von Vitamin C in die Zellen erschwert.

Zurück zum Immunsystem: Über einen weiteren speziellen Stoffwechselvorgang, den Pentosephosphatweg, ist Vitamin C daran beteiligt, Substanzen zu produzieren, die für Krankheitserreger tödlich sind. Auch hier kann ein hoher Zuckeranteil in der Nahrung die Wirkung von Vitamin C abschwächen.

Vitamin C im Immunsystem – Der Pentosephosphatweg

Die Glucose hemmt jedoch nicht nur den Transport von Vitamin C in die Zellen, sondern auch die Stimulation des Pentosephosphatweges (PP-Weg) durch das Vitamin C. Der PP-Weg ist ein Seitenarm der Glykolyse, in dem vor allem NADPH bereitgestellt wird. NADPH wird für Reduktionsvorgänge, wie der Fettsäuresynthese und der Regeneration von oxidiertem Glutathion verwendet. Glutathion ist in seiner reduzierten Form an Entgiftungsreaktionen beteiligt, wie der Umwandlung von Peroxiden in unschädliche Produkte. Weitere Produkte des PP-Weges sind sogenannte C5-Zucker, die für die RNA- und DNA-Synthese notwendig sind. Die C5-Zucker unterstützen eine erhöhte Zellteilungsrate und somit eine schnelle Vermehrung von Immunzellen. Bei der Abwehr von Fremdstoffen müssen sehr schnell große Mengen an Phagozyten bereitgestellt werden, genau diesen Schritt unterstützen die C5-Zucker, die in großer Menge hergestellt werden, wenn genügend Vitamin C vorhanden ist. Das im PP-Weg durch Vitamin C-Unterstützung erzeugte NADPH wird von den Phagozyten benutzt, um aggressive Sauerstoffradikale, die ROS = Reactive-oxygen-species, zu produzieren – pro-oxidativer Effekt von Vitamin C – die ihrerseits Viren, Bakterien und Tumorzellen vernichten. Der Überschuss an ROS, der nicht zur Abwehr gebraucht wird, wird ins Blutplasma abgegeben. Dort würden die ROS natürlich eine Menge Schaden anrichten, aber hier kommt dann wieder das Vitamin C mit seinem antioxidativen Effekt ins Spiel und verhindert die Zerstörung durch ROS.

Vitamin C hemmt bakterielle Enzyme und hat weitere besondere Eigenschaften, nämlich die anti- und pro-oxidative Wirkung. Das macht es zu einer einzigartigen und starken Waffe gegen Krankheitserreger aller Art – Bakterien, Viren und Krebszellen. Vitamin C kann im Extremfall einen enormen Wirkungsverlust erleiden, wenn die zugeführten Zuckermengen zu groß sind.

Ein weiteres Beispiel für die Wirkung des Vitamin C im Immunsystem ist seine konkurrierende Hemmung an bakteriellen Enzymen. Eine Eigenschaft, die wiederum direkt mit der strukturellen Ähnlichkeit von Vitamin C und Zuckern zusammenhängt. Es ist seit langem bekannt, dass Vitamin C antibakteriell wirkt. Im Jahre 2001 wurde ein Artikel veröffentlicht (Li 2001), der erstmals eine antibakterielle Eigenschaft von Vitamin C auf molekularer Ebene bewies. Demnach bindet Vitamin C an das Enzym Hyaluronidase (HL) von Streptococcus pneumoniae, einem Bakterium, das verantwortlich ist für Pneumonie (Lungenentzündung), Meningitis (Hirnhautentzündung), Sinusitis (Nasennebenhöhlenentzündung) und Otitis (Entzündung des Ohres). Das Enzym HL wird auch von Tumorzellen produziert, so dass Vitamin C bei der Krebstherapie ebenfalls sehr nützlich ist.

Vitamin C verhindert, dass Hyaluron (HA), eine wichtige Komponente des Bindegewebes, vom Enzym HL des Bakteriums zerstört wird. HA ist ein Kohlenhydrat, das aus langen Ketten von Disacchariden (ähnlich wie Saccharose = Haushaltszucker) besteht und dem Vitamin C stark ähnelt.

Wir wissen nun, dass Vitamin C und Zucker aufgrund ihrer chemischen

Ähnlichkeit im Stoffwechsel miteinander konkurrieren. Möchte man ein optimal funktionierendes Immunsystem haben, um möglichst vielen Krankheiten vorzubeugen, ergibt sich daraus, dass man vor allem die schnell resorbierbaren Zucker meiden und große Mengen Vitamin C zu sich nehmen muss. Nur so sichert man ein optimales Mengenverhältnis von Glucose zu Vitamin C.

Für eine optimale Gesundheit muss das Mengenverhältnis von Zucker zu Vitamin C in der Nahrung möglichst klein sein. Das bedeutet: Zucker sollte weitgehend gemieden werden und die Vitamin C-Menge durch Ergänzungsmittel erhöht werden. Die dafür benötigte Menge an Vitamin C schätze ich auf mindestens 3 000 mg – das sind 3 g – täglich!

Was aber ist ein optimales Mengenverhältnis dieser **beiden** Substanzen? Dazu ein Vorschlag, der sich am Fettstoffwechsel orientiert (Kapitel 2.4). Als ein sehr gesundheitsförderliches Mengenverhältnis von Omega-6-Fettsäuren zu Omega-3-Fettsäuren betrachtet man allgemein einen Wert von 1 zu 1 bis 3 zu 1. Die Omega-3-Fettsäuren sind die „guten Fette" und die Omega-6-Fettsäuren die „schlechten Fette". Überträgt man dies auf den Zuckerstoffwechsel, so sind Glucose und Saccharose die „schlechten" Zucker und Vitamin C ist der „gute" Zucker.

Für eine optimale Gesundheit sollten die beiden Mengenverhältnisse aus der Nahrung von Glucose zu Vitamin C und von Omega-6-Fettsäuren zu Omega-3-Fettsäuren möglichst klein sein. Daraus lässt sich eine „Zwei-Säulen-Strategie" für eine bessere Gesundheit entwickeln.

1. Säule: Infektiöse Erkrankungen/Allergien (siehe Diagramm auf der nächsten Seite)
Prävention und Ruhephase der Krankheit (Remission):
Verhältnis von Glucose zu Vitamin C ≤ 3:1 (maximal 3 × so viel Glucose wie Vitamin C)
Therapie:
Verhältnis von Glucose zu Vitamin C ≤ 1:1 (maximal genauso so viel Glucose wie Vitamin C)

2. Säule: Entzündliche Erkrankungen/Allergien
Prävention und Remission: Verhältnis von Omega-6-Fettsäuren zu Omega-3-Fettsäuren ≤ 3:1
Therapie: Verhältnis von Omega-6-Fettsäuren zu Omega-3-Fettsäuren ≤ 1:1

Bei strenger Diät, das heißt, Vermeidung von Zucker, Weißmehlprodukten und Omega-6-Fettsäuren, schätze ich die zu supplementierenden Mengen an Vitamin C und Omega-3-Fettsäuren in der Prävention auf mindestens 3 g beziehungsweise 1,5 g täglich, und entsprechend 9 g und 4,5 g während einer Therapie. Das sind meiner Meinung nach Mindestmengen, die in der Praxis je nach Schwere der Erkrankung und Compliance der Diät deutlich höher ausfallen können. Es kann auch nötig sein, Vitamin C und Omega-3-Fettsäuren intravenös zu verabreichen. Ich glaube, dass die vorgeschlagene Strategie die klassische, schulmedizinische Behandlung bei einer Vielzahl von Erkrankungen begleiten und Medikamente und Nebenwirkungen deutlich reduziert könnte. Diese Strategie würde ich durch Vitamin E, Zink und Selen ergänzen, weil sie die Wirkungen von Vitamin C und Omega-3-Fettsäuren verstärken. Die „Zwei-Säulen-Strategie“, davon bin ich überzeugt, ist die Garantie für meine Gesundheit.

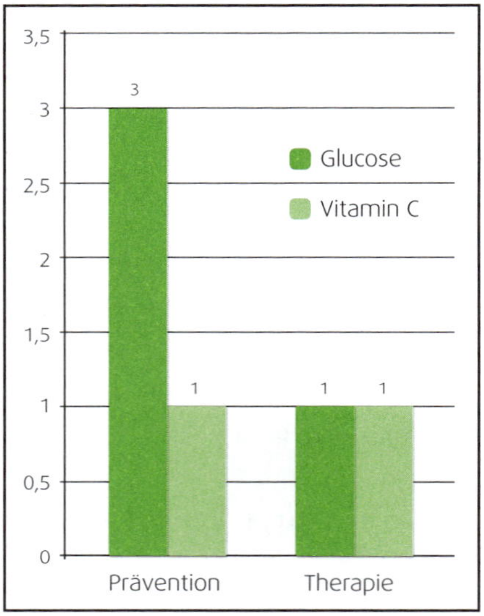

Infektiöse Erkrankungen/Allergien

II.4

Gesundheit aus der Kälte – Omega-3-Fettsäuren

Im Jahr 1950 begann eine der längsten Untersuchungen zum Einfluss der Ernährung auf verschiedene chronische Erkrankungen. Bis 1974 wurden in Upernavik im Nordwesten Grönlands die Krankengeschichten der Inuit dokumentiert. Dabei stellte man überraschend fest, dass zum Beispiel die Häufigkeit von Herzinfarkten bei den Inuit im Vergleich zu Mitteleuropäern weniger als ein Zwanzigstel beträgt, obwohl sie sich außerordentlich fettreich ernähren. Bereits damals vermutete man, dass die hohe Aufnahme an Omega-3-Fettsäuren mit der Nahrung der Grund dafür ist.

Was ist das Besondere an diesen Fettsäuren? Zur Beantwortung dieser Frage machen wir einen kleinen Ausflug zu den Bewohnern der Arktis. Aus der Sicht von Europäern sind Inuit übergewichtig oder gar fett. Das ist nicht abfällig gemeint. Es ist gut so. Es ist überlebenswichtig. Die Fettschicht, die sich über den ganzen Körper der Inuit legt, hat eine isolierende Wirkung. Sie verhindert den Wärmeverlust in der Kälte. Inuit können mit bloßen Händen stundenlang in eiskaltem Wasser arbeiten, ohne dass es zu Erfrierungen kommt. Ein hagerer Mitteleuropäer kann niemals schutzlos mit Eiswasser arbeiten.

Damit Leben in der Kälte möglich ist, reicht eine dicke Fettschicht alleine für Menschen und Tiere nicht aus. Es kommt auch auf die Fettart an. Die Zellmembranen der Inuit und der in der Arktis lebenden Tiere müssen trotz Eiseskälte beweglich bleiben. Zellmembranen sind mehr oder weniger durchlässige Barrieren, aus beweglichen Fetten. Wären diese Barrieren starr, könnten sie ihre lebenswichtigen Funktionen – zum Beispiel bestimmte Stoffe in die Zelle lassen und andere davon abhalten – nicht erfüllen. In kalten und tiefen Gewässern müsste normalerweise das Fett der Zellmembranen fest werden. Das passiert aber nicht. Und so gibt es vielfältiges Leben in den Polargewässern.

Wie funktioniert das mit den Fetten? Stellen Sie sich hierzu Butter und Pflanzenöl vor. Butter ist bei Raumtemperatur, also etwa 20° C, fest. Olivenöl ist bei Raumtemperatur flüssig und wird erst bei etwa 7° C fest. Bei Sonnenblumenöl liegt die Erstarrungstemperatur, die Temperatur, bei der das Öl fest wird, noch niedriger. Und nun erinnern Sie sich an das, was Sie sicher schon mal von gesättigten und ungesättigten Fetten gehört haben, nämlich dass Pflanzenöle überwiegend aus ungesättigten bestehen und Butter mehr gesättigtes Fett ist. Man sieht den Fetten und Ölen also an, ob sie mehr oder weniger gesättigte Fette beinhalten, je nachdem, ob sie bei Raumtemperatur fest – also gesättigt – oder flüssig – also ungesättigt – sind. Die Zellmembranen der Bewohner von Polargewässern müssen also aus vielen ungesättigten Fetten bestehen, weil nur so sichergestellt ist, dass bei tiefen Temperaturen die Fette der Zellmembranen noch flüssig und somit beweglich bleiben.

Und dafür hat die Natur eine ganz besondere Fettart hervorgebracht, die einzig in der Lage ist, das Überleben in solchen kalten Gewässern zu garantieren: die **Omega-3-Fettsäuren**. Omega-3-Fettsäuren sind demnach reichlich in Fischarten wie Lachs, Hering, Makrele und anderen Kaltwasser-Fischen sowie in Robben und Walen vorhanden. Das sind die Hauptnahrungsmittel der Inuit, und sie schützen sie in doppelter Weise vor Kälte: mit einer isolierenden Fettschicht und mit beweglichen Zellmembranen. Omega-3-Fettsäuren gehören zu den lebenswichtigen, also essentiellen Fettsäuren. Da sie essentiell sind, haben sie in gewisser Weise Vitamincharakter. In älterer Literatur findet man hin und wieder auch die Bezeichnung Vitamin F für essentielle Fette.

Es gibt noch eine weitere Klasse von essentiellen Fettsäuren, die Omega-6-Fettsäuren. Sie kommen im Übermaß in Sonnenblumen-, Maiskeim- oder Distelöl sowie in Margarine vor. In Fisch und Öl aus Oliven und Raps ist der Anteil gering, aber völlig ausreichend, um den Tagesbedarf zu decken. Viel braucht es auch nicht davon. Denn, vereinfacht gesagt, entstehen aus den Omega-6-Fettsäuren im Stoffwechsel Herzinfarkt-, Krebs- und entzündungsfördernde Substanzen. Die Omega-3-Fettsäuren sind die natürlichen Gegenspieler, also die guten Fette, die Krebs, Entzündungen und Herzinfarkte vermeiden. Die Omega-3-Fettsäuren aus fettem Fisch, die diese guten Eigenschaften haben, heißen Eicosapentaensäure (EPA) und Docosahexaensäure (DHA). Es gibt noch eine weitere Omega-3-Fettsäure, Alpha-Linolensäure, die vor allem in Lein- und Rapsöl vorkommt. Sie wird jedoch nur zu einem kleinen Teil in die „wertvollen" Fettsäuren EPA und DHA umgewandelt.

Hinter dieser Kurzfassung verbirgt sich ein besonderer Stoffwechselweg, der „Arachidonsäurestoffwechsel", den ich am Ende des Kapitels ausführlich erläutere. Zusätzlich erläutere ich die Wirkungsweise von Kortison, Aspirin und Vitamin E, weil sie alle in diesem für die Gesundheit so wichtigen Stoffwechselweg von enormer Bedeutung sind. Dabei zeigt sich dann, dass in vielen Fällen ein Teil der antientzündlichen Wirkung des Kortisons und des Aspirins durch Vitamin E und Omega-3-Fettsäuren ersetzt werden kann, was ganz im Sinne der orthomolekularen Medizin ist.

Da aber sowohl Omega-3- und Omega-6-Fettsäuren essentiell sind, stellt sich die Frage, warum sind die einen schlecht und die anderen gut? Hier gilt der Satz von Paracelsus (1493 – 1541): ***„Alle Ding' sind Gift und nichts ist ohn' Gift; allein die Dosis macht, dass ein Ding kein Gift ist."***

Das mit der Nahrung aufgenommene Mengenverhältnis von Omega-6- zu Omega-3-Fettsäuren sollte laut Deutscher Gesellschaft für Ernährung etwa 5 zu 1 sein. Japaner, die sich traditionell ernähren, erreichen mit ihrer Ernährung ein Verhältnis von 3 zu 1 und Inuit sowie japanische Fischer, die praktisch keine Herzinfarkte bekommen, ein Verhältnis von 1 zu 1. Die Realität in der westlichen Welt sieht anders aus. Ein massiver Überschuss an Omega-6-Fettsäuren führt zu einem Verhältnis von 10 zu 1 bis 50 zu 1. Diese großen Mengen an Omega-6-Fettsäuren machen die positiven Eigenschaften der Omega-3-Fettsäuren zunichte.

Omega-3-Fettsäuren kurz und bündig!

Aufgrund ihrer antientzündlichen und weiteren nützlicher Eigenschaften sind Omega-3-Fettsäuren hilfreich bei:

- der Senkung – etwa 30 Prozent – von erhöhten Blutfettwerten, den Triglyceriden
- bestimmten Darmerkrankungen wie Colitis ulcerosa und Morbus Crohn
- Multipler Sklerose
- Schuppenflechte, medizinisch Psoriasis genannt
- Rheuma und Arthritis
- dickflüssigem Blut. Sie machen das Blut fließfähiger, es verklumpt nicht.
- der Vorbeugung von plötzlichem Herztod
- der Hirnentwicklung von Kindern
- der Vorbeugung und Therapie von Krebs
- der Reduktion von Medikamenten wie Kortison und Aspirin, vor allem, wenn es mit Vitamin E eingenommen wird.

▸ Literatur siehe Kapitel 5

II.4.1

Wie viel Omega-3-Fettsäuren braucht der Mensch?

Oberstes Ziel ist es, ein Verhältnis von Omega-6- zu Omega-3-Fettsäuren in der Prävention beziehungsweise Remission von Krankheiten von höchstens 3 zu 1 – in der Therapie von 1 zu 1 – zu erreichen. Dabei sind zwei Dinge wichtig:

1. Omega-3-Fettsäuren mit der Nahrung oder mit Fischölkapseln zu sich nehmen.

Da viele Menschen bestimmte Fischsorten oder Fisch im Allgemeinen nicht mögen, werden sie um eine Nahrungsergänzung nicht umhin kommen.

2. Omega-6-Fettsäuren müssen konsequent gemieden werden (Kapitel 6. 2). Nachgewiesen wurde, dass Margarineverzehr (Cleland 1992) die Wirkung von Fischölen herabsetzt.

Je nach dem, wie streng Punkt 2 eingehalten wird, variiert die zu ergänzende Fischölmenge. Ich schätze die durch Fischölkapseln zu ergänzende Menge an Eicosapentaensäure (EPA) und Docosahexaensäure (DHA) für die meisten Menschen auf 1,5 bis 4,5 g täglich. Auch unter dem Gesichtspunkt der Prävention von Krankheiten sollte man ausreichend Fischöl zu sich nehmen. In Deutschland nehmen die Menschen lediglich 0,1 bis 0,2 g EPA und DHA täglich zu sich. Das ist viel zu wenig, um langfristig gesund zu bleiben!

Nebenwirkungen von Fischölen

Eine Nebenwirkung, über die häufig bei der Einnahme von Fischölpräparaten geklagt wird, ist der fischige Nachgeschmack beim Aufstoßen. Das kann minimiert werden, wenn die Fischölmenge über den Tag verteilt nach den Mahlzeiten eingenommen wird. Magensaftresistente Präparate können den Nachgeschmack noch weiter vermindern. Als weitere Nebenwirkung ist eine eventuell verzögerte Blutgerinnung zu nennen. Im Allgemeinen sind Fischölprodukte aber eine effektive, nebenwirkungsarme Alternative, beziehungsweise Ergänzung zur etablierten antientzündlichen Therapie. Wenn es dann noch mit Vitamin E kombiniert wird, kann in vielen Fällen die Dosis von antientzündlichen Medikamenten wie Cortison oder Acetylsalicylsäure reduziert werden. Ganz im Sinne der orthomolekularen Medizin.

So wirkt Fischöl – Der Arachidonsäurestoffwechsel

Bei chronisch-entzündlichen Erkrankungen werden oft Kortikoide und nichtsteroidale Antiphlogistika verwendet. Durch diese stark wirkenden Substanzen lassen sich entzündliche Prozesse gut in den Griff bekommen. Schwierig wird es, wenn die Verabreichung dieser Substanzen über einen längeren Zeitraum erfolgt. Bei Patienten, die über viele Jahre Kortikoide nehmen müssen, kann das Cushing-Syndrom – Vollmondgesicht, Knochenschwund, Akne, Diabetes u.a.m. – eine höchst negative Begleiterscheinung sein. Bei den nichtsteroidalen Wirkstoffen, wie zum Beispiel Acetylsalicylsäure, können Nierenerkrankungen und Magengeschwüre als Folgen jahrelanger Medikamenteneinnahme auftreten. Durch die Verabreichung von Omega-3-Fettsäuren und Vitamin E lassen sich Medikamente mit beträchtlichem Nebenwirkungspotential in erheblichem Maße einsparen.

Wie aber wirken diese beiden natürlichen Substanzen? Betrachten wir zunächst in vereinfachter Form die Wirkungsweise von Kortison und Acetylsalicylsäure und vergleichen diese mit der von Omega-3-Fettsäuren und Vitamin E. Bei Entzündungsreaktionen spielen vor allem Prostaglandine (PG) und Prostazykline (PGI) mit jeweils zwei Doppelbindungen und Leukotriene (LT) der 4er-Reihe (vier Doppelbindungen) eine bedeutende Rolle. Hierbei handelt es sich, einfach gesagt, um lokal wirksame, hormonähnliche Substanzen, die Entzündungsvorgänge massiv unterstützen. Die medikamentöse Therapie versucht genau auch die Bildung solcher Substanzen zu hemmen. All diesen Substanzen gemeinsam ist ihre biochemische Synthese aus Arachidonsäure, einer Omega-6-Fettsäure, die wiederum mit der Nahrung aufgenommen wird, beziehungsweise aus Linolsäure synthetisiert werden kann. Linolsäure ist ebenfalls eine Omega-6-Fettsäuren, die zum Beispiel reichlich in Margarine, Sonnenblumen- und Distelöl enthalten ist. Es geht unter anderem darum, möglichst wenig Arachidonsäure, beziehungsweise Linolsäure mit der Nahrung aufzunehmen. Ganz vermeiden lassen sich diese Fettsäuren nicht.

Kortison hemmt die Phospholipase A_2, ein Enzym, welches Arachidonsäure aus membranbildenden Phospholipiden freisetzt. Vitamin E hemmt dieses Enzym ebenfalls in milder Weise. Somit können die PG, PGI und LT gar nicht erst entstehen. Die Synthese von PG und PGI aus Arachidonsäure kann auch durch Hemmung der Cyclooxygenase (COX) mittels Acetylsalicylsäure effektiv erfolgen. Es gibt noch ein weiteres Enzym im Arachidonsäurestoffwechsel, was Entzündungsvorgänge aufrechterhält, die 5-Lipoxygenase (5-LO) („linearer Stoffwechselweg"). Über dieses Enzym entstehen die Leukotriene.

Die 5-LO kann weder durch Kortison noch durch Acetylsalicylsäure gehemmt werden, jedoch durch Vitamin E. Es wird sogar vermutet, dass bei Hemmung der COX dieser Weg vermehrt benutzt wird, da die Arachidonsäure dann nicht mehr über die COX verstoffwechselt werden kann, so dass einige Nebenwirkungen der nichtsteroidalen Antiphlogistika auf eine vermehrte Biosynthese der Leukotriene der 4er-Reihe zurückgehen könnten. Dieser Entzündungsweg kann somit nicht voll ausgeschaltet, durch Fischöl aber weiter geschwächt werden.

Fischöl besteht vorwiegend aus den Omega-3-Fettsäuren Eicosapentaensäure (EPA) und Docosahexaensäure (DHA), die mit der Arachidonsäure um dieselben Enzyme (COX, 5-LO) konkurrieren.

Es entstehen dann jedoch PG mit drei Doppelbindungen, beziehungsweise LT der 5er-Reihe. Diese sind metabolisch wesentlich weniger aktiv, was die Entzündungsaktivität insgesamt stark vermindert. Wichtig ist hier vor allem das Verhältnis von Omega-6-Fettsäure zu Omega-3-Fettsäure ($\leq$ 2:1) sowie die gleichzeitige Gabe hoher Dosen Vitamin E ($\geq$ 800I. E.).

Neben einer vermehrten Zufuhr an Fischölen – therapeutische Mengen liegen bei etwa 1 bis 10g (EPA plus DHA) pro Tag – kann eine an Linol- und Arachidonsäurearme Diät antientzündlich wirken. Bei Herz-Kreislauferkrankungen können Fischöle ebenfalls erfolgreich eingesetzt werden.

Aus der Arachidonsäure entstehen über die COX und Thromboxansynthetase die Thromboxane mit zwei Doppelbindungen wie zum Beispiel das Thromboxan A_2 (TXA_2). Das TXA_2 fördert in starkem Maße die Thrombozytenaggregation – „Zusammenballung von Thrombozyten" – und begünstigt somit die Bildung von Blutgerinnseln. Darüber hinaus wirkt es stark vasokonstriktorisch, also gefäßverengend. Das aus EPA entstehende TXA_3 weist sehr schwache vasokonstriktorische und aggregatorische Eigenschaften auf und hat deshalb einen positiven Einfluss bei Herz-Kreislauferkrankungen.

Der metabolische Gegenspieler des TXA_2, das PGI_2, wird natürlich durch erhöhte Fischölzufuhr ebenfalls vermindert synthetisiert, jedoch wirkt das aus Fischölen entstehende PGI_3 genauso stark gefäßerweiternd und hemmend auf die Thrombozytenaggregation wie PGI_2, so dass insgesamt ein Gefäß erweiternder und aggregationshemmender Effekt resultiert. Die LT der 5er-Reihe wirken zudem schwächer chemotaktisch – „Anlockung" bestimmter Zelltypen, die sich dann an die Gefäßwände heften – als die der 4er-Reihe, somit resultiert ein anti-atherogener Effekt. Darüber hinaus kann mit Fischöl der Triglyceridspiegel um bis zu 30 Prozent gesenkt werden.

II.5

Von Menschenversuchen, Schmutzpartys und Herzinfarkten – Vitamin B_3

Zu Beginn des 20. Jahrhunderts wütete eine mysteriöse Krankheit epidemiologischen Ausmaßes im Süden der USA sowie in einigen Mittelmeerländern. Die Rede ist von Pellagra („raue Haut") – der Vitamin B_3-Mangelkrankheit. Aufgrund ihrer Symptome wird sie im Englischen als Krankheit mit den vier D's bezeichnet: **D**ermatitis (Hautentzündung), **D**iarrhö (Durchfall), **D**emenz und **D**eath (Tod).

Die Behörden beauftragten im Jahr 1914 den Arzt Dr. Goldberger mit der Erforschung dieser Krankheit. Da viele Pellagra-Kranke aufgrund von Demenz und Verwirrtheit in Geistesheilanstalten endeten, begann Goldberger dort mit seinen Untersuchungen. Ihm fiel auf, dass das Pflegepersonal vollkommen gesund war und blieb. Was ganz klar gegen die vom Establishment favorisierte Infektionstheorie sprach und vor allem durch die Tatsache gestützt wurde, dass keine besonderen Maßnahmen ergriffen wurden, um das Personal vor Infektionen zu schützen. Die gleichen Beobachtungen machte Goldberger in Waisenhäusern, wo die Kinder erkrankten, nicht aber das Personal. Ihm fielen jedoch drastische Unterschiede in der Ernährung auf. Es gab eine ausgewogene Mischkost aus Fleisch, Gemüse und Milch, und die Insassen mussten sich mit einer Ernährung, die fast ausschließlich aus Maisprodukten bestand, begnügen. Für Goldberger war klar, die Ernährung musste der Schlüssel zur Erklärung dieser geheimnisvollen Krankheit sein. Er berichtete den Behörden über die Schlussfolgerungen aus seinen Beobachtungen, und umgehend wurde die Ernährung in Anstalten, Waisenhäusern und ähnlichen Einrichtungen verbessert. Die Ergebnisse waren eindrucksvoll. Pellagra verschwand fast vollständig.

Es fehlte noch ein kleines Mosaiksteinchen um die Beweiskette zu schließen, nämlich dass Pellagra durch einen Nahrungsmittelinhaltsstoff geheilt und bei dessen Fehlen ausgelöst wird. Für dieses Experiment musste Dr. Goldberger „Freiwillige" finden, die er auf eine strenge Maisdiät setzen konnte. Im Jahr 1915 war Goldberger entschlossen, mit Gefängnisinsassen einen Menschenversuch zu starten. Er konnte den Direktor der Anstalt zur Kooperation gewinnen. Die Belohnung für die Teilnehmer: Freiheit! Es fanden sich schnell zahlreiche Freiwillige. Niemand dachte sich was dabei, eine Zeit lang ausschließlich Maisprodukte zu essen. Nach einigen Monaten verging den Freiwilligen der Spaß, denn es zeigten sich die schmerzhaften Symptome von Pellagra, wie starke Bauchkrämpfe und Durchfall. Goldbergers Beweiskette war geschlossen. Pellagra ist eine ernährungsbedingte Mangelkrankheit. Die Gefangenen wurden freigelassen und haben wahrscheinlich in ihrem Leben nie mehr Mais angerührt.

Goldberger hatte seine Sache gut gemacht! Wenn da nicht dieses sture medizinische Establishment gewesen wäre, dass immer noch an der Infektionstheorie festhielt und Goldbergers neuartige Idee ablehnte. Aber: ***„Jede große Idee, sobald sie in Erscheinung tritt, wirkt tyrannisch.“ (Johann Wolfgang von Goethe,1749 – 1832).*** Deshalb dachte sich Dr. Goldberger – ein offenbar „zäher Bursche“ – ein weiteres „genial-schmutziges“ Menschenexperiment aus. Er veranstaltete Schmutzpartys mit sich, seiner Frau und seinen Anhängern als „Versuchskaninchen“. Es wurden Proben aus Körperflüssigkeiten und Exkrementen der Erkrankten hergestellt und diese dann geschluckt. Tolle Party nicht wahr? Aber es erkrankte niemand. Weil die Pellagra keine Infektionskrankheit ist!

Bis sich neue Erkenntnisse vollkommen durchsetzten, dauert es offensichtlich sehr lange. Nur so ist zu erklären, dass in den USA in den Jahren 1906 bis 1940 – also lange nach Goldbergers Entdeckungen – schätzungsweise drei Millionen Menschen an Pellagra erkrankten und etwa 100 000 daran starben.

Vitamin B_3 und Herzinfarkte

Vitamin B_3 kommt in der Natur und in Nahrungsergänzungsmitteln in zwei Formen vor, als Niacin – auch Nikotinsäure genannt – oder als Niacinamid – auch Nikotinsäureamid genannt. Ich werde die Begriffspaare synonym verwenden. Die Nikotinsäure und das Nikotinsäureamid haben beide die Fähigkeit, Pellagra zu heilen. Dennoch gibt es gravierende Unterschiede, lediglich die Nikotinsäure kann Blutfette, die Triglyceride, also „schlechtes“ Cholesterin (LDL) senken sowie „gutes“ Cholesterin (HDL) erhöhen. Diese Beobachtung machte der kanadische Arzt und Psychiater Dr. A. Hoffer, als er Schizophrenie-Patienten mit Niacin und Niacinamid behandelte. Die Nikotinsäure war schon länger bekannt, ohne dass man ihr eine biologische Bedeutung zuschrieb. Tabakpflanzen bilden Nikotinsäure aus Nikotin, um sich vor Fraß durch Insekten und Vögel zu schützen. Eines der stärksten Suchtgifte überhaupt – verantwortlich für den vorzeitigen Tod von Millionen von Menschen durch Herzinfarkt – verwandelt sich in einen Stoff, der wiederum Millionen von Menschen vor dem vorzeitigen Herztod bewahren kann. Das ist verrückt, aber die Natur ist – chemisch gesehen – wunderbar.

So wirkt Niacin gegen Herzinfarkte

Niacin – nicht Niacinamid – hemmt die Freisetzung von Fettsäuren aus dem Fettgewebe, dadurch sinkt die Konzentration an freien Fettsäuren im Blut. Die Leber nimmt deshalb weniger Fettsäuren aus dem Blut auf. Daraufhin sinkt die Synthese der triglyceridreichen VLDL (very low density lipoprotein). Die Triglyceridwerte sinken.

LDL entstehen aus VLDL, so dass bei sinkenden VLDL mit der Zeit auch der LDL-Wert im Blut sinkt. Da insgesamt weniger VLDL vorhanden sind, wird auch weniger Cholesterin für deren Herstellung aus HDL benötigt, somit steigt die HDL Konzentration langfristig an.

Die Triglyceride können bis zu 60 Prozent gesenkt und HDL um 40 Prozent erhöht werden. Niacin kann im Gegensatz zu Fibraten und Statinen – Substanzen, die üblicherweise bei erhöhten Cholesterinwerten eingesetzt werden – das Lipoprotein (a), ein zusätzlicher Risikofaktor für Herzerkrankungen, um bis zu 20 Prozent senken.

Vitamin B_3 kurz und bündig!

- Pellagraschutzfaktor
- heilt subklinische Pellagra
- gutes Mittel gegen Arthritis (siehe Kapitel 5.8)
- hilft bei Schizophrenie (Hoffer 1972, 1999)
- in Form von Niacin sehr effektiv bei der Therapie von schlechten Blutfetten (siehe Kapitel 5.10)
- hilft bei Multipler Sklerose (siehe Kapitel 5.14)
- als Niacin reduziert es das Risiko eines allergischen Schocks
- hilfreich bei Alkoholentwöhnung (siehe Kapitel 5.4) und Alkoholkonsum, da es das Risiko einer Fettleber vermindert

- fördert die Synthese von Serotonin – „Glückshormon" – aus der Aminosäure Tryptophan, einem Nahrungsbestandteil
- Der menschliche Körper kann Vitamin B_3 zum Teil aus der Aminosäure Tryptophan synthetisieren.
- hilfreich bei der Behandlung von Angstzuständen
- 1 000 mg Niacinamid eine Stunde vor dem Zubettgehen helfen bei Schlaflosigkeit.

Anstelle oder in Kombination mit Vitamin B_3 kann die natürliche Aminosäure Tryptophan – 500 bis 1 000 mg – eingenommen werden.

II.5.1

Wie viel Vitamin B_3 braucht der Mensch?

Die verschiedenen nationalen Ernährungsinstitutionen empfehlen etwa 15 bis 20 mg Vitamin B_3 täglich für einen Erwachsenen. Diese Menge nimmt man mit einer normalen Ernährung leicht auf. Unter bestimmten Umständen reicht dieses Quantum aber für viele nicht aus.

An dieser Stelle werde ich eine erhöhte Vitamin B_3-Zufuhr begründen. Bereits im Jahre 2020 könnten in Deutschland knapp 20 Prozent der Bevölkerung an Arthritis und etwa 30 Prozent an Herzkreislauferkrankungen leiden. Patienten mit Arthritis (siehe auch 5.8) oder erhöhten Blutfettwerten (siehe auch 5.10), profitieren von Vitamin B_3 in hohen Dosierungen von 1 bis 6 g täglich.

Vitamin B_3 kann aber auch bei verschiedensten psychischen Problemen und Verhaltensstörungen hilfreich sein. Dazu gehören unter anderen Schizophrenie, Angst- und Panikstörungen. Der kanadische Arzt und Psychiater Hoffer sowie der britische Psychiater Osmond entwickelten ein Vitamin- und Ernährungsprogramm für Schizophrenie-Patienten. Dabei hatte Vitamin B_3 neben einer Reihe anderer Nährstoffe wie zum Beispiel Vitamin C die Funktion einer orthomolekularen Leitsubstanz. In Nordamerika wurden nach diesem Programm über 100 000 Schizophrenie-Patienten erfolgreich mit 3 bis 60 g (!) Vitamin B_3 täglich behandelt. Hoffer selbst hat über fast fünf Jahrzehnte insgesamt etwa 5 000 Schizophrenie Patienten mit hohen Vitamin B_3-Dosierungen behandelt. Die übliche Dosis an Psychopharmaka konnte deutlich reduziert werden. Einige Patienten benötigten gar keine Medikamente mehr. Hoffer (2008) empfiehlt mindestens 100 mg Vitamin B_3 täglich für jeden – auch für Gesunde. Das ist etwa die 5- bis 6-fache Menge dessen, was von der DGE empfohlen wird. 100 mg Vitamin B_3 täglich sind nur durch Substitution zu erhalten.

Warum höhere Vitamin B_3-Dosierungen nötig sein können, möchte ich etwas näher erläutern. Es ist möglich, wie prinzipiell bereits in Kapitel 2.2 erwähnt, dass das Vitamin B_3 abhängige Coenzym NAD zu schwach an das entsprechende Apoenzym bindet. Daraus resultiert dann ein erhöhter Vitamin B_3-Bedarf. Deutlich höhere Vitamin B_3-Mengen sind ebenfalls nötig, wenn zu wenig NAD aus Vitamin B_3 entsteht. Diese Möglichkeit sieht so aus:

Der aktive Pellagraschutzfaktor ist nicht das Vitamin B_3 selbst, sondern das Coenzym Niacinamidadenindinucleotid (NAD). Es entsteht im Stoffwechsel aus Vitamin B_3 (Niacinamid) über folgende vereinfachte Reaktionsgleichung:

Niacinamid → Niacinamidadeninmononucleotid → Niacinamidadenindinucleotid (NAD)

Die Pellagrasymptome lassen sich bei einigen Patienten schon durch eine sehr geringe tägliche Dosis von 5 mg Vitamin B_3 beseitigen. Bei einigen Patienten werden 600 mg oder mehr Vitamin B_3 täglich benötigt, damit alle Pellagrasymptome vollständig verschwinden.

Wie ist so was möglich? Betrachtet man die obige Reaktionsgleichung und die Grundprinzipien der orthomolekularen Medizin (Kapitel 2.2), so ist folgende Erklärung denkbar. Entscheidend ist, ob genügend Coenzym NAD zur Verfügung steht. Wenn die Umwandlung von Vitamin B_3 zum NAD, die über mehrere Reaktionsschritte verläuft, „gestört“ ist, dann bildet sich zu wenig NAD, und der Patient bleibt trotz scheinbar ausreichender Vitamin B_3-Mengen aus der Nahrung krank. Man benötigt also mitunter sehr große Mengen Vitamin B_3, damit am „Ende“ noch genügend NAD gebildet wird.

Betrachten wir hypothetisch einen Patienten, der schwach entwickelte, diffuse „Pellagrasymptome“(siehe unten) hat, ohne dass man vordergründig darauf kommt, dass ein latenter Vitamin B_3-Mangel vorliegen könnte. Solche Zustände werden in der orthomolekularen Medizin als Aniacinamidosis, beziehungsweise als subklinische Pellagra bezeichnet (Green 1976, Kaufmann 2006, Hoffer 2008). Der Patient ernährt sich normal und bekommt so etwa 20 bis 30 mg Vitamin B_3 täglich. Er nimmt vielleicht sogar ein gutes Vitaminpräparat mit 50 mg Vitamin B_3 ein. Seine Versorgung mit Vitamin B_3 entspricht also etwa der vierfachen Menge der allgemein akzeptierten Empfehlungen. Bei einer eventuellen Blutuntersuchung der Vitaminplasmaspiegel zeigen sich natürlich nur unauffällige Vitamin B_3-Werte. Wird bei diesem Patienten, was eher unwahrscheinlich ist, die Gesamtnucleotidmenge bestimmt, so ist diese auch noch unauffällig. Erst, wenn man sich die Menge der Mononucleotide und des Coenzyms NAD im Blut anschaut, findet man ein Missverhältnis. Bei einem solchen Patienten reichen 75 mg Vitamin B_3 nicht aus, um vollkommen gesund zu sein. Die Umwandlung vom Vitamin B_3 zum NAD ist möglicherweise gestört. Es finden sich im Blutplasma vermehrt Mononucleotide, die keine Coenzym-Wirksamkeit haben und zu wenig NAD. Die empfohlene Dosis liegt bei mindestens 150 bis 350 mg täglich.

Symptome der Aniacinamidosis nach Kaufmann:

- fehlende Eigeninitiative
- permanente Anspannung
- Ungeduld und Gereiztheit
- Zukunftsangst
- Routinetätigkeiten fallen zunehmend schwerer
- kein Interesse mehr an Familie, Arbeit, Freunden, Hobbys

Der Patient…

- ist verärgert über unwichtige Dinge und kann dies nicht ändern
- ist sich über seine Fähigkeiten nicht im Klaren
- hat über Wochen oder Jahre das Gefühl, nicht er selbst zu sein
- ist nicht kooperativ
- ist unglücklich ohne erkennbaren Grund
- schläft schlecht
- möchte oft alleine sein u.a.m.

Frühe Symptome der Pellagra in ihrer subklinischen Form können sich als Stimmungsschwankungen, wie Angst, Depression, Müdigkeit und anderes mehr zeigen.

Zusammenfassung

- Das Vitamin B_3 ist eine Art Supervitamin.
- Der Vitamin B_3-Experte Abram Hoffer empfiehlt mindestens 100 mg täglich für jeden.
- Es hilft Patienten mit Arthritis (Kapitel 5.8) und erhöhten Blutfettwerten (Kapitel 5.10). Dafür werden etwa 1000 bis 6000 mg täglich benötigt.
- Es kann bei Schizophrenie mit 3000 bis 60000 mg (siehe auch 4.1) eingesetzt werden.
- Ein latenter Vitamin B_3-Mangel kann sich in vielfältiger Weise zeigen. Zu den ersten Anzeichen gehören Verhaltensstörungen und Stimmungsschwankungen verschiedenster Art wie zum Beispiel Antriebslosigkeit, Gereiztheit, fehlende

Kooperation, Schlaflosigkeit, Müdigkeit. Ein Mangel kann durch eine Untersuchung des Vitamin-B_3-Blutgehaltes nicht unbedingt festgestellt werden. Wichtig ist die Menge des Vitamin B_3-abhängigen Coenzyms NAD im Blut.

- Um diese Störungen zu beseitigen, sind mindestens 150 bis 350 mg Vitamin B_3 nötig. Bei Angst- und Panikstörungen werden sogar ca. 1500 bis 5000 mg täglich benötigt.

Für die Behandlung von Angstzuständen werden Niacinamiddosen von 1500 bis 5000 mg verwendet, selten mehr und durchschnittlich etwa 2000 bis 2500 mg (Prousky 2005). Die dahinter stehenden Mechanismen sind zum einen die Benzodiazepin ähnlichen Eigenschaften von Niacinamid. Benzodiazepine gehören zu den so genannten Tranquilizern, die Angst lösen und schläfrig machen. Die Benzodiazepine haben jedoch anders als Vitamin B_3 ein enormes Nebenwirkungspotential. Vitamin B_3 wirkt auch angstlösend und beruhigend, aber noch in anderer Weise auf die Psyche. Es fördert die Serotoninsynthese aus der Aminosäure Tryptophan, einem Nahrungsbestandteil. Ist Serotonin, das „Glückshormon", in zu geringer Menge vorhanden, kann es das Entstehen von Depressionen fördern. Hohe Dosierungen Vitamin B_3 hemmen den Abbau von Tryptophan zu Vitamin B_3 – Feedback-Hemmung – dadurch bleibt mehr Tryptophan übrig, was mit Hilfe von Vitamin B_6, Vitamin C und Magnesium in Serotonin verwandelt wird. Zusätzliche Tryptophangaben verstärken die Wirkung. Das fördert einen gesunden Schlaf und wirkt antidepressiv. Bei hohem Alkoholkonsum liegt fast immer ein Mangel an Eiweiß, Vitaminen und Magnesium vor, aus dem sich zwangsläufig Schlafstörungen und Depressionen entwickeln. Ein weiterer Faktor, der zu massiven psychischen Störungen führen kann, ist ein krankhaft erhöhter Blutlaktatwert (Laktat = Milchsäure). So ist es möglich, bei Patienten mit Panikstörungen durch Natriumlaktat-Infusionen Panikattacken auszulösen.

Große Mengen an Niacinamid – bis zu 4000 mg täglich – können krankhaft erhöhte Blutlaktatwerte wieder korrigieren. Hohe Dosierungen an Vitamin B_3 führen zu entsprechend hohen Konzentrationen an NAD, das die Laktatwerte reduziert. Das folgende chemische Gleichgewicht stellt dies vereinfacht dar:

Laktat + NAD ↔ Pyruvat + NADH

Hohe NAD Konzentrationen verschieben das Gleichgewicht nach rechts. Die psychischen Symptome des Patienten werden deutlich gelindert.

II.6

Popeye und der tote Junge – Vitamin B_6, B_{12} und Folsäure

Die älteren Leser kennen ihn sicher und die Jüngeren haben möglicherweise die 45. Wiederholung der Zeichentrickserie mit ihm gesehen. Ich spreche von Popeye, dem Seemann, der auch ein fester Bestandteil meiner Kindheit war. Popeye schaffte es immer wieder, seine dürre Freundin Olivia aus den Fängen seines fiesen Widersachers Bluto zu befreien, indem er sich vorher mit einer Büchse Spinat stärkte. Der Spinat verlieh ihm aber nicht nur übermenschliche Kräfte, sondern auch ein gutes Herz sowie eine gute Denkfähigkeit.

Spinat enthält von Natur aus große Mengen an Folsäure. Da beim Kochen viel Folsäure zerstört wird, sollte man Spinat möglichst oft roh essen. Folsäure trägt entscheidend dazu bei, den Gehalt an Homocystein, ein Zwischenprodukt des Eiweißstoffwechsels, im Blut niedrig zu halten und somit das Risiko für Herzinfarkte und Schlaganfälle zu senken.

In diesen Zusammenhang passt ein Fall aus dem Jahr 1969. In der Pathologie der Harvard-Medical-School wurde ein achtjähriger Junge eingeliefert. Die Ursache für seinen Tod lautete: Schlaganfall! Wie konnte das sein? Ein Achtjähriger mit Arterien wie ein Greis! Dr. McCully, der erfahrene Pathologe, fand im Blut des toten Jungen ungewöhnlich hohe Mengen an Homocystein. War das der Auslöser? Dr. McCully hatte einen Verdacht. Um den zu erhärten, untersuchte er weitere Kinder mit krankhaft veränderten Arterien. Nun stellte er eine revolutionäre Theorie auf: Homocystein ist ein eigenständiger Risikofaktor für Herzerkrankungen und löst Herzinfarkte und Schlaganfälle aus. Durch Experimente mit Kaninchen, denen er Homocystein intravenös verabreichte und die daraufhin genau wie die Kinder erkrankten, war seine Theorie bewiesen. Voller Enthusiasmus veröffentlichte er seine Ergebnisse. Für jeden mit gesundem Menschenverstand war klar, McCully musste mit Auszeichnungen überhäuft werden. Wenn da nicht wieder das medizinische Establishment gewesen wäre. McCully wurde gefeuert! Unfassbar! ***„Die Wahrheit triumphiert nie, ihre Gegner sterben nur aus." (Max Planck, deutscher Physiker, 1858 – 1947)***. Die „Experten" behaupteten, allein ein erhöhter

Cholesterinspiegel sei für Herzkrankheiten verantwortlich. McCully wurde mehr oder weniger rehabilitiert, allerdings erst mehr als 20 Jahre später.

Ausgerechnet die Universität, die ihn damals rausschmiss, berichtete 1992, dass es einen statistisch signifikanten Zusammenhang zwischen erhöhtem Homocysteinspiegel und einem erhöhten Risiko für Herzinfarkte gibt. Aber was ist die Ursache für den erhöhten Homocysteinspiegel? Die Überschrift dieses Kapitels ließ es bereits vermuten: Vitaminmangel. Homocystein entsteht durch den Abbau der natürlichen Aminosäure Methionin. Das passiert immer. Ob sich allerdings ein krankhafter Homocysteinspiegel entwickelt, hängt entscheidend davon ab, wie viel Vitamin B_6, B_{12} und Folsäure wir im Blut haben. Sind wir gut mit diesen Vitaminen versorgt, kann Homocystein mit Hilfe von Vitamin B_6 in das natürliche Antioxidans Glutathion umgewandelt werden. Vitamin B_{12} und Folsäure sorgen dafür, dass aus Homocystein wieder die Aminosäure Methionin wird.

Welche Mengen an diesen Vitaminen werden durchschnittlich benötigt, um gesund zu bleiben? Man benötigt etwa 400 µg Folsäure (220 µg), 3 mg Vitamin B_6 (1,6 mg) und 5 µg Vitamin B_{12} (5 µg) täglich. In Klammern sind die Durchschnittswerte angegeben, die die Deutschen mit der Nahrung zu sich nehmen. An Folsäure und Vitamin B_6 mangelt es (Kapitel 1.2). Diese Vitamine sollten unbedingt über Vitamintabletten ergänzt werden.

Vitamin B_6 kurz und bündig!

Würde man die Bedeutung eines Vitamins nach der Anzahl der biochemischen Reaktionen, an denen es beteiligt ist, beurteilen, dann wäre Vitamin B_6 – Pyridoxin – sicherlich ganz weit vorne. Hier nur eine kleine Auswahl, wobei Ihnen Vitamin B_6 helfen kann. Die Mengenangaben beziehen sich auf die tägliche Einnahme.

Vitamin B_6 ...

- hilft bei der Umwandlung von Tryptophan, einem Eiweißbestandteil in Serotonin, dem „Glückshormon"
- ist notwendig für die Synthese von Vitamin B_3 aus Tryptophan
- 25 bis 100 mg werden bei Hormoneinnahme – zum Beispiel Kortison oder Pille benötigt
- senkt den Homocysteinspiegel: 3 bis 25 mg (Kapitel 2.6.1)
- lindert deutlich Schmerzen beim Karpal-Tunnel-Syndrom: 100 bis 400 mg (Kap. 2.2)

- hilft bei Regelbeschwerden: 50 bis 100 mg
- steigert die Vermehrung bestimmter Immunzellen
- reduziert Nebenwirkungen bei Tuberkulosemitteln, Penicillin und Strahlentherapie: 50 bis 300 mg
- natürliches, harntreibendes Mittel: 50 bis 300 mg
- Vitamin B_6, B_{12} und eine Reihe weiterer Nährstoffe – intravenös – lindern Fibromyalgie-Symptome (Massey 2007)
- wirkt abschwellend und schmerzlindernd auf Gelenke bei Rheuma, Arthritis, Ödemen und ähnlichen Erkrankungen und Beschwerden: 50 bis 500 mg

Vitamin B_{12} kurz und bündig!

Verwirrtheit, Gedächtnisstörungen, Kribbeln in Armen und Beinen können bei älteren Menschen auch an einem Vitamin B_{12} Mangel liegen (Smith 2009).

- Vitamin B_{12} – 1 000 bis 3 000 µg intramuskulär – zeitweise, und Vitamin B_6 – etwa 150 mg täglich – helfen bei diabetischer Neuropathie (Townsend Letter 08/09 2006)
- Vitamin-B_{12}-Salbe hilft bei Neurodermitis, Psoriasis und dyshidrotischem Ekzem
- hilft gegen chronische Müdigkeit (1 000 µg intravenös)
- heilt Perniziöse Anämie, die „bösartige Blutarmut", die eigentliche Vitamin B_{12}-Mangelkrankheit
- hilft, den Homocysteinspiegel zu senken

Folsäure kurz und bündig!

Sie verhindert Neuralrohrdefekte – Spina bifida = offener Rücken – bei Ungeborenen, das heißt, alle Frauen im gebärfähigen Alter sollten Folsäure ergänzen: 400 bis 600 µg täglich. Da sich das Neuralrohr sehr früh in der Schwangerschaft schließt, kann es, wenn die Schwangerschaft mit einiger Verzögerung festgestellt wird, zu spät sein.

- hilft, den Homocysteinspiegel zu senken
- reduziert sehr wahrscheinlich das Risiko für Darmkrebs: 800 µg
- erhöhter Bedarf bei Alkoholkonsum, im Alter oder bei Verdauungsstörungen: 800 bis 2 000 µg
- wichtig für die Produktion von roten Blutkörperchen
- unterstützt die Synthese des Erbmaterials

II.6.1

Wie viel von diesen Vitaminen braucht der Mensch?

Die bisherigen Ausführungen in diesem Kapitel begründen in den meisten Fällen eine Nahrungsergänzung. Die notwendigen Mengen sind um ein Vielfaches größer als die Empfehlungen der DGE, beziehungsweise das, was man mit der „5-am-Tag"-Diät erreichen kann (Kapitel 1.2). Die *Task-Force Coronary-Heart-Disease* empfiehlt eine tägliche Nahrungsergänzung von 400 bis 1 000 µg Folsäure, 25 mg Vitamin B_6 und 500 µg Vitamin B_{12}, wenn der Homocysteinspiegel durch Ernährung nicht unter einen kritischen Wert von 12 µmol (Mikromol) sinkt.

Kennen Sie etwa ihren Homocysteinwert? Bei einer normalen Blutuntersuchung wird er jedenfalls nicht ermittelt. Schätzungsweise gehen in Deutschland jährlich über 10 000 Herzinfarkte auf das Konto eines erhöhten Homocysteinspiegels. Diese Menschen hatten wahrscheinlich über Jahre hinweg einen erhöhten Homocysteinspiegel, ohne es zu wissen. Hätten sie die oben empfohlenen Mengen substituiert, wäre dieser Risikofaktor für Herzinfarkte auszuschalten gewesen.

II.7

England in der Dunkelheit – Vitamin D

Von Rachitis der Vitamin D-Mangelkrankheit haben viele Leser sicherlich schon mal gehört. Vor allem Kinder mussten früher darunter leiden. Bereits im Jahr 1645 beschrieb der englische Arzt Daniel Whistler in seiner Doktorarbeit eine Krankheit unbekannter Ursache, die in England weit verbreitet war. Er bezeichnete sie als „englische Krankheit" – Rachitis:

„... die gesamte Knochenstruktur ist weich wie Wachs, so dass die schlaffen und schwachen Beine kaum das Gewicht des Körpers zu tragen vermögen; daher geben die Unterschenkelknochen der Last nach und biegen sich nach innen, während die Oberschenkel sich einander zu neigen; der Rücken tritt wegen der Krümmung des Rückgrats in der Lendengegend als Buckel hervor... die Kranken können vor Schwäche nicht mehr aufrecht sitzen und schon gar nicht stehen ..."

Wie sehr menschliches Handeln und Streben ein bestehendes Problem verschärfen kann, zeigte sich rund 200 Jahre später. Im Zuge der Industrialisierung schossen in England die Fabrikschlote wie Pilze aus dem Boden und schleuderten ihren Dreck gen Himmel. Und zwar in Mengen, die ausreichten, um die Sonne zu verdunkeln. Das ohnehin sonnenarme England verschwand fast in Dunkelheit. Die Folge: Die Ausbreitung der Rachitis nahm vor allem unter Kindern epidemiologische Ausmaße an.

Warum? Sonnenlicht ist notwendig, damit in der Haut des Menschen Vitamin D produziert werden kann. Es wird deshalb auch als „Sonnenscheinvitamin" bezeichnet. Mangel an Sonnenlicht führt zu einem Mangel an Vitamin D und somit zur Rachitis. Da man aber die Sonne nicht per Knopfdruck anknipsen kann, musste etwas anderes her, um die Rachitis zu heilen.

Vor nicht all zu langer Zeit, und die Älteren unter Ihnen können sich vielleicht noch daran erinnern, wurde Rachitis mit Lebertran behandelt. Dieses widerliche Zeug wurde den Kindern eingeflößt, damit sie starke Knochen bekämen. Lebertran ist unter anderem eine hervorragende Quelle für Vitamin D und sehr wohl in der Lage die Rachitis bei Kindern und die Osteomalazie, „Rachitis bei Erwachsenen“, zu verhindern oder auch zu heilen. Vitamin D ist unerlässlich, damit Calcium in die Knochen eingebaut werden kann.

Es gibt zwei Verbindungen mit Vitamin D-Aktivität. Man nennt sie Vitamin D_2 – Ergocalciferol und Vitamin D_3 – Cholecalciferol. In der Haut entsteht aus der Vorstufe 7-Dehydrocholesterol unter Einwirkung von UV-Strahlung Vitamin D_3. 7-Dehydrocholesterol wiederum wird aus Cholesterin gebildet. Streng genommen ist Vitamin D also kein Vitamin, da es der Körper bei **genügend** Sonnenlicht selbst herstellen kann.

Vitamin D_2 ist vorwiegend in Pflanzen und Vitamin D_3 in fettem Fisch und Lebertran enthalten. Diese beiden Verbindungen sind jedoch nicht gleichwertig. Die biologische Aktivität des Vitamin D_2 in der pflanzlichen Nahrung beträgt etwa nur ein Drittel von der des Vitamin D_3. Das bedeutet, dass Vitamin D_3 aus tierischen Nahrungsmitteln „wertvoller“ ist.

Vitamin D kurz und bündig!

- Vitamin D wird in der Haut durch UV-Strahlung gebildet
- Vitamin D sorgt für starke Knochen
- Vitamin D beugt Krebs vor (Garland 2006)
- Vitamin D hilft bei MS, rheumatoider Arthritis, Herzerkrankungen, Diabetes (Goldberg 1986, Holick 2004, Norman 2008)
- Vitamin D hilft bei Psoriasis (Perez 1996, Morimoto 1986)
- Vitamin D-Ergänzungsmittel sind besonders wichtig für Übergewichtige, Ältere und in nördlichen Breiten für Menschen mit dunkler Haut, da bei ihnen das Risiko für einen Vitamin D-Mangel besonders hoch ist.

II.7.1

Wie viel Vitamin D braucht der Mensch?

Die üblichen Empfehlungen der nationalen Ernährungsbehörden liegen für Erwachsene je nach Alter und Geschlecht bei 200 bis maximal 600 I. E. (Internationale Einheiten; 40 I. E. = 1 µg). 100 g Wildlachs enthalten etwa 600 I. E., wobei Zuchtlachs nur etwa 200 I. E. je 100 g enthält. Ein viertel Kilo Champignons liefert etwa 200 I. E. Vitamin D. Ein ausgedehnter Sonnentag – ohne Sonnenbrand bitte! – kann bis zu 10 000 I. E. liefern. Wer regelmäßig fetten Fisch isst und sich viel im Freien bewegt, der braucht zumindest in der sonnigen Jahreszeit wahrscheinlich kaum zusätzliches Vitamin D. Ich selbst nehme deshalb im Sommer nur 200 I. E. täglich über meine Multimineral-Tablette und etwa 350 I. E. durch das kalt gepresste Lachsöl zu mir. Im Herbst und Winter kommen jedoch weitere 500 bis 1 000 I. E. Vitamin D_3 täglich dazu.

Bei vielen Menschen sind diese Voraussetzungen allerdings nicht erfüllt, weil sie einerseits keinen fetten Fisch mögen und andererseits in einer gewissen Hautkrebshysterie jegliches Sonnenlicht meiden. Diese Menschen müssen ernsthaft über eine Nahrungsergänzung nachdenken.

In einer Analyse von 63 Studien (Garland 2006) zum Zusammenhang von Krebs und Vitamin D ergab sich bei der Mehrheit der Studien, dass hohe Vitamin D-Plasmaspiegel, beziehungsweise eine ausreichende Sonnenexposition vor allem das Darmkrebsrisiko senkt. In einer vier Jahre dauernden Studie an Frauen über 55 Jahre wurde gezeigt, dass durch die Einnahme von 1 500 mg Calcium und 1 100 I. E. Vitamin D_3 täglich das Krebsrisiko insgesamt um 60 Prozent gesenkt werden konnte (Lappe u. a. 2007).

Weiterhin wird Vitamin D-Mangel mit einem erhöhten Risiko für Multiple Sklerose, Infektionen, Bluthochdruck und verschiedenen Krebsarten in Verbindung gebracht. Um eine angemessene Schutzwirkung durch Vitamin D zu erhalten, sollten nach Meinung der Wissenschaftler 1 000 I. E. täglich eingenommen werden (Garland, Holick 2008).

In einem Artikel (Aloia 2008) werden sogar 3 500 bis 5 000 I. E. Vitamin D täglich empfohlen, um eine entsprechende Schutzwirkung zu erlangen. Auch hier zeigt sich wieder, dass die „5-am-Tag-Diät“, die nur etwa 500 I.E. Vitamin D täglich enthält, keine optimalen Nährstoffmengen liefert.

Um 1 000 I.E. Vitamin D täglich zu bekommen, müssen bei guter Ernährung im Winter immer noch etwa 500 I.E. mit Vitamin D-Tabletten täglich ergänzt werden.

Wie dramatisch der Vitamin D-Mangel ist, lässt sich daran erkennen, dass der international anerkannte Vitamin D-Experte Michael Holick (2008) einen Artikel mit dem Titel „Vitamin D-Deficiency: a worldwide Problem with health consequences“ überschrieb. Je nach Alter, Körpergewicht, Hautfarbe, Jahreszeit und Region – abhängig vom Breitengrad – haben 30 bis 100 Prozent der Bevölkerung einen Vitamin D-Mangel. Am Ende des Winters ist der Vitamin D-Mangel verständlicher Weise am ausgeprägtesten. Holick schreibt: „Niemand ist gegen einen Vitamin D-Mangel immun!“ In den USA ist der Vitamin D-Mangel ebenfalls stark verbreitet, obwohl dort gängige Lebensmittel wie Milch und Orangensaft mit 50 I.E./100 ml angereichert werden. In Deutschland findet keine Anreicherung statt!

Für Übergewichtige Menschen ist der Effekt von Nahrungsergänzungsmitteln deutlich wichtiger als der des Sonnenlichts, da sie viel schlechter als schlanke Personen in der Lage sind, Vitamin D_3 zu nutzen. Dies könnte damit zusammenhängen, dass sich bei ihnen das in der Haut entstehende Vitamin D_3 vermehrt im Körperfett anreichert und der Blutplasmaspiegel aus diesem Grund zu gering ist. Holick (2007) empfiehlt für diese Personengruppe täglich 1 000 bis 2000 I.E. Vitamin D_3. Besonders gefährdet für einen Vitamin D-Mangel sind auch ältere Menschen, da Sonnenlicht in ihrer Haut – im Vergleich zu jungen Erwachsenen nur noch zu 25 Prozent für die Vitamin D Produktion genutzt werden kann, so dass die Einnahme eines Nahrungsergänzungsmittels unumgänglich ist. Eine weitere Risikogruppe für Vitamin D-Mangel sind Menschen mit sehr dunkler Haut, wenn sie in Deutschland oder anderen sonnenarmen Regionen leben. Die Vitamin D_3-Synthese in der Haut kann bei dieser Personengruppe um bis zu 99 Prozent absinken.

III

Spannender als man glaubt –
Vitamin E, Studien-Tricks und die Medien

„Die Wahrheit ist eine unzerstörbare Pflanze. Man kann sie ruhig unter einem Felsen vergraben, sie stößt trotzdem durch, wenn es an der Zeit ist."

FRANK THIESS [deutscher Schriftsteller, 1890 – 1997]

1 Ein besonderer Fall – Vitamin E
2 Sie werden hinters Licht geführt
3 Vitamine und Medien

III.1

Ein besonderer Fall – Vitamin E

Im Gegensatz zu den bisher besprochenen Vitaminen gibt es beim Vitamin E keine typische Mangelkrankheit.

1922 wurde Vitamin E von H. M. Evans und K. S. Bishop entdeckt. Das Vitamin konnte die Unfruchtbarkeit von Ratten beseitigen, die man zuvor auf eine Vitamin E freie Diät gesetzt hatte. Evans schlug den Namen Tocopherol vor (griech.: tocos = Geburt; phero = hervorbringen).

Die Forschergruppe um Evans isolierte 1936 das natürliche Vitamin E, = d-alpha-Tocopherol = RRR-alpha-Tocopherol, erstmals aus Weizenkeimöl. Es gibt auch ein vollsynthetisches Vitamin E, = d,l-alpha-Tocopherol = all-rac-Tocopherol. Um beide Substanzen vergleichen zu können, gibt man die Mengen nicht in Milligramm, sondern in **Internationalen Einheiten** an (I. E.). Sie sind ein Maß für die biologische Aktivität.

Aus einer Vielzahl von Tierexperimenten wurde folgender Zusammenhang ermittelt:

1 mg synthetisches Vitamin E = *1 I. E. Vitamin E
1 mg natürliches Vitamin E = 1,49 I. E. Vitamin E, beziehungsweise
1 mg natürliches Vitamin E = 1, 49 mg synthetisches Vitamin E

* Die tägliche Aufnahme mit der Nahrung beträgt etwa 10 bis 15 I.E..

Diese Beziehung darf nicht als exakte Gleichung verstanden werden. Sie ermöglicht nur einen „groben" Vergleich. In der Praxis hat sich herausgestellt, dass es besser ist, natürliches Vitamin E beim Menschen zu verwenden. Bei den anderen Vitaminen gibt es keinen Unterschied zwischen natürlicher und synthetischer Herkunft.

Schon kurz nach seiner Isolierung 1936 begannen die Pioniere der Vitamin E-Therapie, die Gebrüder Shute, es bei verschiedensten Herz-Kreislauferkrankungen einzusetzen. So wurde Vitamin E bereits 1936 bei Anginasymptomen, 1940 bei der Atherosklerose und 1946 bei Thrombosen erfolgreich angewendet.

Die Shutes verwendeten für ihre Patienten natürliches Vitamin E in Dosierungen von 450 I. E. bis 1600 I. E. täglich, in einigen Fällen auch 2.000 I. E. oder mehr, insgesamt durchschnittlich 800 I.E..

Mit ihren Büchern *Alpha Tocopherol and Cardiovascular Disease, The Heart and Vitamin E* und *Vitamin E for Ailing Hearts* sorgten die Shutes für Aufsehen und weckten große Hoffnungen. Eine oder wenige Vitamin E-Kapseln sollten der Menschheit bei einer ihrer schwerwiegendsten Krankheiten deutliche Linderung oder gar Heilung bringen. Das schien zu verlockend, und die Kritiker ließen auch nicht lange auf sich warten.

Erst in den 90er Jahren (!) entschied sich das medizinische Establishment, in Studien zu klären, ob Vitamin E bei verschiedenen Herzerkrankungen einen therapeutischen Wert besitzt. Betrachten wir sie unter dem Aspekt: „Wie viel Vitamin E braucht der Mensch?“ Doch zuvor schnell ein paar Details.

Vitamin E – etwas genauer hingeschaut

Das Alpha-Tocopherol hat die größte Vitamin E-Aktivität und besitzt drei Chiralitätszentren, so dass es insgesamt acht Stereoisomere gibt. Das natürliche Vitamin E, d-alpha Tocopherol, auch als RRR- alpha -Tocopherol bezeichnet, besteht nur aus einem Stereoisomer. Synthetisches Vitamin E, d,l-alpha-Tocopherol, auch als all-rac-Tocopherol bezeichnet, ist eine Mischung aus den oben beschriebenen 8 Stereoisomeren.

Vitamin E kurz und bündig!

Vitamin E ...

- ist das wichtigste fettlösliche Antioxidans, denn es schützt Zellen vor aggressiven Sauerstoffverbindungen.
- reduziert das Risiko von Prostatakrebs.
- reduziert das Risiko von Herzerkrankungen.
- in der Menge von 1500 mg plus 500 µg Selen wird die Sterblichkeit bei Pankreatitis von 35 Prozent auf 0 bis 2 Prozent gesenkt (Kuklinski 1992).
- in der Menge von 1300 mg plus 200 µg Selen wird die Sterblichkeit von Alkohol bedingten Leberschäden von 36 Prozent auf 6 Prozent gesenkt (Kuklinski 1992).
- wirkt antiviral, sogar gegen Hepatitis C: 800 I.E. täglich (v. Herbay 1997)
- reguliert mit 600 I.E täglich (Manzella 2001) bei Diabetikern die Herzfunktion,

senkt den Langzeit-Blutzucker-Wert und reduziert die Albuminausscheidung: 680 I.E plus 1250 mg Vitamin C täglich (Gaede 2001)

- lindert Arthrose Beschwerden
- verstärkt die Wirkung von Aspirin, das heißt, Patienten benötigen weniger Aspirin bei Arthritis (Abate 2000)
- wirkt antientzündlich, so dass die Einnahme von Aspirin oder Kortison verringert werden kann

III.1.1

Wie viel Vitamin E braucht der Mensch?

Die üblichen Empfehlungen der verschiedenen nationalen Ernährungsbehörden liegen etwa bei 10 bis 20 I. E. täglich. Diese Menge erhielte man, würde man beispielsweise jeden Tag 20 ml Rapsöl und 200 g rohe Paprika zu sich nehmen. Die Gegner der Nahrungsergänzung meinen, das sei ausreichend. Ganz abgesehen davon, ob es überhaupt praktikabel ist, den Bedarf an Vitamin E – etwa 200 I. E. täglich (siehe unten) – über die Ernährung zu decken, möchte ich im Folgenden die Argumente der Gegner einer Nahrungsergänzung widerlegen und daraus eine erhöhte Zufuhr an Vitamin E begründen.

Anhand von vier Studien – GISSI, HOPE, CHAOS und ATBC – soll exemplarisch gezeigt werden, dass teilweise wissenschaftlich unsauber gearbeitet wurde, und wie dies unzulässige und falsche Schlussfolgerungen nach sich zog. Mit der daraus abgeleiteten Annahme, Vitamin E sei bei verschiedenen Herzerkrankungen nutzlos, wandelte sich die anfängliche Hoffnung bezüglich des Vitamin E in eine große Hoffnungslosigkeit. Ich nehme es vorweg: Diese Schlussfolgerung ist falsch.

Zunächst stelle ich Ihnen die „negativen Studien" GISSI und HOPE vor und zeige, wie diese Studien falsch interpretiert wurden. Die positiven Studien behandle ich anschließend.

Starten wir mit der GISSI-Studie (GISSI 1999)

Sie wird gerne zitiert um zu „beweisen", dass Vitamin E nutzlos sei. Diese Studie untersuchte über einen Zeitraum von knapp zwei Jahren, ob Vitamin E, beziehungsweise Fischöl (Omega-3-Fettsäuren) Hochrisiko-Patienten vor einer erneuten Herz- oder Gefäßerkrankung, etwa einem Infarkt oder Schlaganfall, schützen kann. Es wurden vier Gruppen von Patienten gebildet, die folgende Substanzen eingenommen haben:

I. Placebo
II. Omega-3-Fettsäuren: EPA und DHA, ca. 900 mg
III. Vitamin E. Synthetisch: 300 I. E.
IV. Vitamin E und Omega-3-Fettsäuren

In der Fischöl-Gruppe (II) gab es ein tolles Ergebnis. Die Anzahl bestimmter Endpunkte – die Gesamtzahl aller tödlichen Ereignisse – konnte im Vergleich zur Placebo-Gruppe um bis 20 Prozent reduziert werden. Bei den Vergleichen Vitamin E (III) mit Placebo (I) und Vitamin E und Omega-3-Fettsäuren (IV) mit Omega-3-Fettsäuren (II) gab es in diesem Punkt keine Reduktion bei den tödlichen Ereignissen. Die Schlussfolgerung der Autoren dieser Studie und fast aller, die diese Studie zitieren lautet dann, Vitamin E habe bei Herz- und Gefäßerkrankungen keinen Wert. Das ist definitiv falsch!

Richtig ist vielmehr: **Das synthetische Vitamin E** hat in Dosierungen bis 300 I. E. bei der Verminderung der Gesamtzahl aller tödlichen Ereignisse keinen Wert.

Dieser kleine Unterschied hat eine gewaltige Bedeutung. Wer sagt denn, dass nicht mit 600, 900, 1 200 I. E. täglich oder noch größeren Mengen an natürlichem Vitamin E eine Wirkung erzielt wird? Die Gebrüder Shute haben jedenfalls solche Dosierungen verwendet. Oder gelten Dosis-Wirkungs-Beziehungen nur für toxische Medikamente und nicht für sichere Vitamine? Wird hier der Denkvorgang abgekürzt? Schaut man sich die Studie genauer an, so ergibt sich bei „weicheren" Endpunkten, bei denen nur kardiovaskuläre, beziehungsweise plötzliche Todesfälle betrachtet werden, dass Vitamin E dieses Risiko um 20 beziehungsweise 35 Prozent absenken konnte. Von nutzlos kann also überhaupt keine Rede sein. Es ist alles eine Frage der Dosis und des genauen Hinschauens.

Doch etwas Gutes hat die GISSI-Studie gezeigt: Vitamin E ist in Dosierungen bis 300 I. E. absolut sicher! Danke für diesen Beweis!

Außerdem gibt es einen Synergismus – das ist eine sich verstärkende Wirkung mehrerer Substanzen – zwischen Vitamin E und Vitamin C (siehe Kapitel 5.2, ASAP-Studie). Danach wäre es sinnvoll gewesen, täglich zum Beispiel 800 I. E. natürliches Vitamin E mit 2 g Vitamin C zu kombinieren, um die Gesamtzahl tödlicher Ereignisse zu reduzieren.

Schlussfolgerung aus der GISSI-Studie

Die GISSI-Studie ist kein Beweis für die fehlende Wirksamkeit von Vitamin E bei Herzerkrankungen. Die Gesamtzahl aller Todesfälle konnte nicht abgesenkt werden, da nur eine – und noch dazu zu niedrige – Dosis des synthetischen Vitamin E überprüft wurde. In derselben Studie reduzierte das Vitamin E die Anzahl der kardiovaskulären und plötzlichen Todesfälle um 20, beziehungsweise 35 Prozent. Vitamin E wirkt!

Die Hope-Studie: (Hope 2000)

Diese weltweit durchgeführte Studie weist ebenfalls erhebliche Mängel auf. Immerhin wurden jedoch 400 I. E. natürliches Vitamin E verwendet. Im Wesentlichen ging es darum, Hochrisikopatienten vor einem erneuten Auftreten von tödlichen oder nicht tödlichen Ereignissen bei Herzerkrankungen einschließlich Schlaganfall zu bewahren. Eine Gruppe erhielt ein Placebo, die andere Vitamin E. Viele der Studienteilnehmer lebten in Kanada, wo viel Rapsöl, das reich an Alpha-Linolensäure ist, verwendet wird. Das ist eine Omega-3-Fettsäure, die unter anderem positive Wirkungen auf die Fließfähigkeit des Blutes hat. Das gab den kanadischen Patienten einen zusätzlichen Schutzfaktor durch die Ernährung. Was bedeutet, eine ganze Reihe von Patienten der Placebo-Gruppe hat also in Wirklichkeit eine Substanz genommen, die tendenziell Herzerkrankungen verhindert. Das wurde in der Studie nicht berücksichtigt.

Aber es kommt noch dicker. Die Compliance, die Sicherheit also, ob Patienten ihr Vitamin E überhaupt eingenommen haben, wurde nicht durch Messung des Vitamin E-Plasmaspiegels überprüft. Einige Patienten aus beiden Studiengruppen nahmen sogar privat zusätzliches Vitamin E. Auch diese Mengen wurden nicht spezifiziert.

Schlussfolgerung aus der Hope-Studie

Die Hope-Studie weist erhebliche Mängel auf – Vitamin E-Einnahme der Patienten wurde nicht überprüft! – so dass sie als Beweis für eine angeblich fehlende Wirksamkeit des Vitamin E bei Herzerkrankungen völlig ungeeignet ist.

Ich möchte auch in Bezug auf diese Studie darauf hinweisen, dass eine Verallgemeinerung der Art: „Die Hope Studie hat bewiesen, dass Vitamin E keinen Nutzen hat“, unzulässig ist. Wie bei der GISSI-Studie wurde auch hier keine Dosis-Wirkungsbeziehung ermittelt. Zum Zeitpunkt der Studie war bereits bekannt, dass 400 I. E. Vitamin E täglich bei Hochrisikopatienten zu gering ist.

Doch etwas Gutes hat auch diese Studie bewiesen: Die Langzeiteinnahme – 4,5 Jahre – von Vitamin E in Dosierungen bis 400 I. E. ist sogar für Hochrisikopatienten unbedenklich! Für gesunde Menschen dann allemal. Danke für diesen Beweis!

Im frühen Stadium einer Atherosklerose ist die vergleichsweise geringe Dosierung von 400 I. E. Vitamin E täglich allerdings von Nutzen (Borovnicar 2000). Nach sechs Monaten Vitamin E-Supplementierung sanken die schlechten Cholesterinwerte signifikant um 8 Prozent gegenüber der Placebo-Gruppe. Ebenso verbesserte sich in der Vitamingruppe der Zustand der Gefäßwand deutlich.

CHAOS-Studie (Stephens 1996):

Sie wurde in England an Hochrisikopatienten durchgeführt. Die Einnahmedauer des Vitamin E betrug im Durchschnitt 510 Tage. Die Dosierungen lagen bei 400 und 800 I. E. Vitamin E täglich. Bei den nicht tödlichen Herzinfarkten ergab sich eine Reduktion von 77 Prozent im Vergleich zur Placebo-Gruppe.

Vitamin E reduziert nicht-tödliche Herzinfarkte um 77 Prozent.

Fairerweise möchte ich natürlich auch die Kritikpunkte der Gegner an dieser Studie nennen. Kritisiert wurde die wechselnde Dosierung. Es wurde in der Tat nicht konsequent die höchste Dosierung von 800 I. E. Vitamin E täglich verabreicht. Doch das hat dem sehr positiven Ergebnis der Studien keinen Abbruch getan, sondern es allenfalls geschmälert.

Als weiterer Kritikpunkt wurde angeführt, die Fallzahlen seien absolut gesehen zu gering gewesen, so dass wenige „Einzelfälle" ausreichten, um das positive Ergebnis zu bekommen. Sicher wären größere Fallzahlen noch schlagkräftiger gewesen. Stellt man aber die Missinterpretationen und Mängel der anderen Studien dagegen, so sind kleinere Fallzahlen eher als Schönheitsfehler zu betrachten. Außerdem deutete sich durch diese Studie im Vergleich zur GISSI-Studie eine erste Tendenz in Richtung Dosis-Wirkungs-Beziehung an, die man meiner Meinung nach viel systematischer untersuchen muss.

ATBC-Studie (ATBC 1994, Weinstein 2007)

In dieser Studie ging es unter anderem darum, inwieweit Vitamin E das Auftreten von Prostatakarzinomen verhindern kann. Es wurden über 29 000 Männer – alles Raucher – im Alter von 50 bis 69 Jahren über einen Zeitraum von 5 bis 8 Jahren untersucht. Die eine Gruppe erhielt 50 I. E. synthetisches Vitamin E –

extrem wenig! – und die andere ein Placebo. In der Vitamin E-Gruppe sank das Risiko für das Auftreten von Prostatakarzinomen um knapp ein Drittel. Trotz niedriger Dosierung von nur 50 I. E. täglich ein tolles Ergebnis!

Vitamin E reduziert das Risiko für Prostatakrebs um über 30 Prozent.

Ganz allgemein findet man manchmal bei Langzeitstudien mehrjährige Nachbetrachtungen mit dem Ergebnis, dass die Vitamineinnahme keinen Nutzen mehr hatte. Die Gegner einer Vitamin E-Supplementierung argumentieren dann wie folgt: In der langjährigen Nachbetrachtung der Studienteilnehmer gab es zwischen der Vitamin E und der Placebo-Gruppe keinen signifikanten Unterschied in der Häufigkeit von Krankheitsrisiken. Schlussfolgerung der „Gegner": Vitamin E ist unwirksam, zusätzliche Einnahme ist zwecklos! Diese Argumentation schlägt dem Fass den Boden aus, denn:

1. Wenn eine Studie gezeigt hat, dass man durch zusätzliche Vitamin E-Einnahme sein Krankheitsrisiko über viele Jahre senken kann, dann nehme ich das Vitamin E doch ein. Auch wenn anschließend das Risiko von Placebo- und Vitamin E-Gruppe gleich ist.
2. In einer Nachbetrachtung, die oft nur auf „Nachfragen" beruht, ist es sehr schwierig die Compliance zu überprüfen, also sicher zu wissen, ob die Teilnehmer der Studie ihr Medikament – in diesem Fall das Nahrungsergänzungsmittel Vitamin E – überhaupt weiter genommen haben.
3. Bei den Patienten handelte es sich oft um ältere bis alte Personen, deren Vitalfunktionen im Laufe der Nachbetrachtungszeit stark abnahm. Es wäre sinnvoller gewesen, darauf mit an das Alter angepassten, höheren Vitamin E-Dosierungen zu reagieren. Das geschah aber nicht. Selbstverständlich müsste dann natürlich auch die Compliance dieser neuen Dosierung überprüft werden.

Mein Fazit lautet:
Für eine gesunde, nicht rauchende Person halte ich die Einnahme von durchschnittlich etwa 200 I. E. natürliches Vitamin E täglich für sinnvoll. Diese Menge ist nur durch Nahrungsergänzungsmittel zu erreichen. Diese Empfehlung soll durch den Standpunkt, den das Linus-Pauling-Institute vertritt, bekräftigt werden.

Wissenschaftler des Linus-Pauling-Institute sind der Überzeugung, dass es zuverlässige Beweise dafür gibt, dass eine Einnahme von 200 I. E. Vitamin E täglich das Risiko für Herzerkrankungen, Schlaganfälle, Hirnerkrankungen und einige Krebsarten senkt (http://lpi.oregonstate.edu/infocenter/vitamins/vitaminE/).

III.2

Sie werden hinters Licht geführt

In diesem Kapitel möchte ich Sie dafür sensibilisieren, wie die Kontrahenten einer Nahrungsergänzung die Bevölkerung verunsichern, in dem sie mit einer ganzen Reihe von statistischen Tricks und Fehlinterpretationen arbeiten. Im Kapitel 3.1 ist dieses Problem schon konkret für das Vitamin E besprochen worden. Hier geht es nun um allgemeine „Tricksereien". Eine kleine Auswahl soll das verdeutlichen.

1. Tricks mit der statistischen Signifikanz
2. Verallgemeinerungen
3. Meta-Analysen
4. Nur negative Studien zitieren
5. Negative Studien konstruieren
6. „Große Studien" oder einfache Experimente
7. Absurdistan lässt grüßen! Die β-Carotin-Hysterie
8. Zählen oder aussortieren

Zu 1: Tricks mit der statistischen Signifikanz

Ein Klassiker, um die Allgemeinheit zu verunsichern! Es wird oft behauptet, dass eine Studie gezeigt habe, Vitamine seien schädlich und erhöhten sogar das Krebsrisiko, weil zum Beispiel in der Vitamingruppe 5 Prozent mehr Krebsfälle aufgetreten seien. Wobei dieser kleine Wert selber nicht erwähnt wird, wohl deshalb, weil mancher schon ahnt, dass dieser Unterschied bedeutungslos ist, also statistisch nicht signifikant.

Was heißt das genau? Stellen wir uns einen ganz normalen Würfel vor, den wir insgesamt 600 mal werfen. Wir erwarten, dass jede Augenzahl im Durchschnitt 100 mal fällt. Genau dieses eine Ergebnis kommt allerdings sehr selten vor. Es ist viel wahrscheinlicher, dass eine Augenzahl zum Beispiel 105 mal, eine andere nur 98 mal fällt und so fort. Gehen wir nun davon aus, dass die „6" 105 mal gefallen ist. Das wäre ein völlig normales Ergebnis, und die Abweichung vom zu erwartenden Durchschnittswert 100 wäre statistisch nicht signifikant. Das heißt, der Würfel ist in Ordnung. Er ist nicht gezinkt. Jemanden, der nun behauptet, dass so ein Würfel gezinkt sei und den Hersteller am besten noch verklagen wollte, würde man als Dummkopf bezeichnen. Leute, die die Allgemeinheit mit diesem Trick verunsichern, sind vielleicht tatsächlich Dummköpfe, oder sie machen es mit Absicht.

War es nun Dummheit oder Absicht, dass kürzlich über die SELECT-Studie (siehe auch Literaturverzeichnis) in den Medien berichtet wurde? Es gab eine statistisch **nicht** signifikante höhere Diabetesrate in der Selengruppe (200 µg täglich), beziehungsweise eine ebenfalls **nicht** signifikant höhere Krebsrate in der Vitamin E-Gruppe (400 I. E. täglich). In einer Radiomeldung hörte ich dieses Ergebnis allerdings ohne den Hinweis, dass hier keine signifikante Risikoerhöhung vorlag. Wie wir bereits in Kapitel 3.1 erfahren haben, ist Vitamin E in dieser Dosierung völlig ungefährlich. Eine differenzierte Berichterstattung durch unsere Medien wäre außerordentlich wünschenswert. Insgesamt habe ich den Eindruck, dass sehr auffällig einseitig negativ über Vitamine berichtet wird.

Zu 2: Verallgemeinerungen

Verallgemeinerungen ergeben fast immer ein Zerrbild der Realität. So wird oft in einem Satz gesagt: „Vitamine und Mineralstoffe sind in hohen Dosierungen gefährlich, weil…“ Bei genauerer Nachfrage ergibt sich dann, dass die Nebenwirkungen nur auf Mineralstoffe oder Spurenelemente zurückzuführen sind, die in unvernünftiger Weise erhöht eingenommen wurden. Es ist unter den Befürwortern von Nahrungsergänzungsmitteln unbestritten, dass man Mineralstoffe und Spurenelemente nicht um ein gleiches Vielfaches höher dosieren kann, wie die meisten Vitamine. So ist Eisen ein problematisches Spurenelement. Es besteht auch kein Grund, es hoch zu dosieren, außer bei vorübergehenden Mangelzuständen. Doch bei einigen Spurenelementen, wie beispielsweise Zink, ist der therapeutische Spielraum groß. So kann man ohne ernste Nebenwirkungen Mengen von 80 mg – die übliche Empfehlung sind 15 mg – täglich sehr lange Zeit einnehmen. Die Warnung vor angeblichen Gefahren für die Allgemeinheit geht fast immer von wenigen Einzelfällen aus, so zum Beispiel bei der Warnung vor dem fettlöslichen Vitamin A.

Zu 3: Die Meta-Analyse

Meta-Analysen scheinen seit einiger Zeit die Universalwaffe zu sein, um wirklich jeden Unsinn belegen zu können. Was sind Meta-Analysen? Bei Meta-Analysen werden Dutzende von Studien zusammengefasst, um größere Fallzahlen zu erhalten. Im Prinzip eine gute Idee. Hat man zum Beispiel 50 Studien mit durchschnittlich nur 2 000 Teilnehmern, so kann man mit dieser statistischen Methode schnell auf Teilnehmerzahlen von über 100 000 kommen. Klingt doch super. Oder? Wenn diese Studien seriös gemacht und interpretiert werden, ist das auch super, aber es kann auch umgekehrt sein. Ich nehme es vorweg, man kann durch geschickte Auswahl der Studien genau das Ergebnis bekommen, was man vorher bestellt hat.

Hierzu ein Beispiel: In einer Meta-Analyse zur Wirkung von Vitamin E bei Herzerkrankungen (Vivekananthan 2003) wurden Dosierungen von 50 bis 800 I. E täglich benutzt. Das Ergebnis: Vitamin E hat keinen Nutzen. Beim ersten Lesen könnte man davon ausgehen, es wären durchschnittlich 425 I. E Vitamin E täglich verabreicht worden ((50 + 800) : 2). Mit dieser Annahme läge man aber falsch, denn es war so, dass insgesamt nur einem sehr kleinen Teil der Patienten täglich 800 I. E. Vitamin E verabreicht wurden und die Mehrzahl der Teilnehmer lediglich 50 I. E Vitamin E täglich erhielten. Bei dieser Vorgehensweise liegt der Durchschnitt nun deutlich unter 425 I. E. Vitamin E täglich. Dass Vitamin E dann kaum einen Nutzen hat, wundert mich nicht (Kapitel 3.1). Außerdem waren in dieser Meta-Analyse Studien mit synthetischen und natürlichen Vitamin E aufgenommen worden. Man hatte auch nicht zwischen Hochrisiko- und Normalpatienten unterschieden. Diese Art von Datenmischung liefert genau das Ergebnis, was man haben will. Schlechte Wissenschaft! Meta-Analysen dieser Art haben keinerlei Beweiskraft – und werden trotzdem als „Beweis" für die angebliche Unwirksamkeit von Vitamin E in den Medien breit getreten.

Zu 4: Nur negative Studien zitieren

„Antioxidantien verschlechtern die Krebstherapie", so war vor einiger Zeit in den Medien zu entnehmen. Eine absolute Horrormeldung! Fast jeder verbindet damit automatisch die Vitamine C und E. Krebspatienten, die so etwas hören, beenden möglicherweise ihr Vitaminprogramm, was die eigentliche, möglicherweise sogar tödliche Gefahr ist! Was steckte dahinter? In einem Übersichtsartikel hatte Gunn (2004) 25 Studien beschrieben, bei denen neben der Standardkrebstherapie Antioxidantien wie Vitamin C, E, Selen, Glutathion, N-Acetylcystein und andere mehr verabreicht wurden. Alle Studien hatten kleine Teilnehmerzahlen. Das Ergebnis: 22 der 25 Studien zeigten einen Nutzen von Antioxidantien, es gab zwei neutrale Ergebnisse und nur eine Studie mit N-Acetylcystein, was nicht zu den Vitaminen gehört, war negativ. Die Patienten hatten etwas mehr Haarausfall, mehr Durchfall, aber auch weniger Übelkeit. Das war ausreichend für die Horrormeldung! Medien, die solche Nachrichten verbreiten, sollten sich darüber im Klaren sein, was sie damit anrichten. Bei Krebs hört der Spaß auf! Um es zusammenzufassen: **Krebspatienten brauchen Antioxidantien, vor allem Vitamin C** (Kapitel 5.11).

Zu 5: Negative Studien konstruieren

Um Herzerkrankungen zu behandeln, stellt die pharmazeutische Industrie unter anderem sogenannte Statine bereit. Das sind Medikamente, die Cholesterin, nicht aber die Triglyceridwerte senken. Statine sind sehr wirksam. Bei langfristiger Einnahme können aber erhebliche Nebenwirkungen wie Herzversagen, Krebs, grauer Star und Parkinson auftreten. Unter einer Statin-Behandlung vermindern sich auch die Blutwerte von Coenzym Q10, eine Vitamin ähnliche Substanz. In Großbritannien wurde in einer „großen“ Studie (Heart-Protection-Study 2002) – wobei man „groß“nur auf die Teilnehmerzahl beziehen kann, wie Sie gleich sehen werden – die Wirksamkeit der Statine mit einer Vitaminmischung – C, E und β-Carotin – verglichen. Diese Studie dauerte fünf Jahre und wurde an 20 536 Hochrisikopatienten zwischen 40 und 80 Jahren durchgeführt. Als Ergebnis wurde in Fernsehen, Rundfunk und den größten Tageszeitungen des Landes sinngemäß getitelt: Vitamine sind nutzlos – Statine sind super!

Hält diese Aussage einer genauen Prüfung stand? Nein. Aber der Reihe nach: Statine sind unbestritten wirksam. 25 Prozent weniger Herzerkrankungen im Vergleich zur Placebo-Gruppe. Aber die Nebenwirkungen sind nicht gering. Und die Vitamine…?

1. Es wurde in dieser Studie, wie so oft, synthetisches Vitamin E verwendet, 600 I. E täglich. Die biologische Wirksamkeit des synthetischen Vitamin E ist geringer als die des natürlichen Vitamin E. Synthetisches Vitamin E enthält nur zu 12,5 Prozent natürliche aber zu 87,5 Prozent unnatürliche Anteile.
2. Die Vitamin E-Dosis war viel zu gering. Bei Hochrisikopatienten sollten mindestens 800 I. E natürliches Vitamin E genommen werden, eventuell

sogar 1 200 oder 1 600 I. E. täglich. Es ist auch sinnvoll Tocotrienole – Gamma-Tocopherol – weitere, besonders wirksame Formen von Vitamin E, zu verabreichen.

3. Die verwendete Vitamin C-Menge von 250 mg täglich ist für Hochrisikopatienten absolut lächerlich. Befürworter einer Vitamintherapie würden mindestens 2 000 bis 3 000 mg täglich verabreichen (Kapitel 5.10).

Diese Studie hat also lediglich bewiesen, dass Vitamine in Minidosen und synthetisches Vitamin E unwirksam sind, was wir bereits wissen. Den gut bezahlten Forschern ist das allemal bekannt. Aber: Eine so konstruierte Studie führt zum gewünschten Ergebnis. Die etwa 20 Millionen Euro für diese Studie waren für die pharmazeutische Industrie sicherlich eine gute Investition.

Zu 6: „Große Studien" oder einfache Experimente?

Wir befinden uns im medizinischen Zeitalter der „großen Studien". Leider! Alles und nichts wird damit bewiesen oder widerlegt. Große Studien sind das goldene Kalb der Auftraggeber und aller, die glauben, es gäbe keine andere wissenschaftliche Beweismethode. Es werden damit „unumstößliche" Aussagen produziert. Man lässt viele tausend Patienten – oft sogar weltweit – Jahre oder gar Jahrzehnte lang beobachten und untersuchen. Dadurch soll eine hohe Beweiskraft hergestellt werden. Doch die Ergebnisse sind oft äußerst trügerisch.

Um das zu verstehen, benötigen wir einen Vergleich. Schauen wir in die Naturwissenschaften. Da wird eine Hypothese, also eine Behauptung durch ein Experiment, bestätigt oder widerlegt. Der Vorgang muss reproduzierbar sein. Das reproduzierbare Experiment – die relativ kleine Studie – ist das A und O der Naturwissenschaften. Es sollte möglichst einfach, kostengünstig und zeitlich überschaubar sein, so dass es weltweit in kurzer Zeit auch von kleinen Forschungseinrichtungen wiederholt werden kann. „Große Studien" erfüllen diese Anforderungen nicht. Sie sind im Prinzip nicht reproduzierbar, was einigen Leuten sicherlich ganz gut ins Konzept passt.

Es kommt noch ein weiterer Aspekt hinzu: Eine Studie, die tausende Patienten Jahre lang untersucht macht eigentlich folgende Aussage: „Wir erwarten von unserer Untersuchung keine oder kaum messbare Effekte, deshalb benötigen wir sehr viele Patienten und ganz viel Zeit, um überhaupt etwas feststellen zu können.

Das bedeutet:

1. Studien mit Mini-Vitaminmengen bringen nicht viel, wir machen sie aber trotzdem, um zu „beweisen“, dass Vitamine nichts nutzen.
2. Unsere Medikamente bringen aber auch oft nicht das, wie man uns glauben macht. Das sagt natürlich so niemand. Für eines sind große Studien allerdings bestens geeignet: Sie können Effekte, die nur wenige Menschen betreffen, wie zum Beispiel seltene Nebenwirkungen, aufspüren.

Was wir brauchen, sind kühne Hypothesen und dazu passende kraftvolle Experimente!

Am Beispiel der Arteriosklerose möchte ich dies veranschaulichen. Zu Antioxidantien gibt es die begründete Annahme, dass sie die Progression arteriosklerotischer Plaques verlangsamen (siehe zum Beispiel die ASAP-Studie, Kapitel 5.2). Wir behaupten jetzt einfach mal folgendes: Megadosen Vitamin C – beispielsweise 10 g täglich – halten die Progression komplett auf, also zu 100 Prozent. Nicht nur das, sie sorgen sogar für eine Plaque-Rückbildung. Da wir uns große Effekte erhoffen, benötigen wir nur ein kleines Patientenkollektiv und vergleichsweise wenig Zeit.

Der arterielle Blutfluss, beziehungsweise die Wanddicke der Blutgefäße könnte mittels Ultraschall oder Röntgenstrahlen gemessen werden. Jeweils vor und nach der Intervention mit Placebo, beziehungsweise Vitamin C. Jede Teilgruppe besteht nur aus 10 bis 20 Patienten. Selbst ein aufwendigeres Experiment, was Synergismuseffekte – zum Beispiel die Pauling/Antioxidant-Network-Therapie – oder verschiedene Dosierungen untersuchen wollte, käme mit maximal 50 bis 100 Patienten aus. Dieses Experiment könnte weltweit auch von kleinen Kardiologieabteilungen durchgeführt werden. Sehr schnell wäre klar, was Sache ist. Doch leider gibt es keine Studien mit solch hohen Dosierungen. Warum werden von staatlicher Seite dafür keine Gelder bereit gestellt? Besonders teuer wären diese Experimente jedenfalls nicht.

Positive tierexperimentelle Studien gibt es reichlich. Positive Untersuchungen am Menschen gibt es kaum. Dabei zeigen einige unter anderem sogar eine Plaque-Rückbildung (zum Beispiel Willis 1954, Rath 1996). Bei Willis wurden 3 mal 0,5 g und bei Rath 2,7 g Vitamin C plus weitere Vitamine, Aminosäuren und Mineralstoffe täglich verabreicht.

Die Bestätigung oder gar Übererfüllung der Hypothese würde eine „kopernikanische Wende“ in der Medizin bedeuten. Ein Blick in die Geschichte der Chemie, in der es natürlich auch Irrwege gibt, zeigt die umwälzende Kraft von Experimenten. Die Entdeckung des Sauerstoffs durch Scheele und Priestley (1771/1774) sowie die anschließenden Arbeiten von Lavoisier (1775) mit Quecksilberoxid brachten in der Folge die Phlogistontheorie in der Chemie zum Einstürzen. Obwohl zu dieser Zeit fast alle Chemiker außer Lavoisier daran festhielten. Nicht zaudern! Das Experiment einfach machen!

Zu 7: Absurdistan lässt grüßen! Die β-Carotin Hysterie

Die oben erwähnte ATBC-Studie mit ihrem positiven Ergebnis hinsichtlich des Prostatakarzinomrisikos zeigte bei starken Rauchern, die β-Carotin – Provitamin A – zu sich genommen hatten, aber ein erhöhtes Lungenkrebsrisiko. Ein zunächst erschreckendes, unerwartetes und unerklärliches Ereignis. Die Gegner jeglicher Nahrungsergänzung feierten darauf hin schon den Tod der Vitamine, Antioxidantien und sprachen vom Verlust der Unschuld.

Absurdistan lässt grüßen! Wir schauen uns auch dieses „schreckliche“ Ergebnis genauer an und werden am Ende Rauchern insgesamt zusätzliche Vitamine und weitere Antioxidantien empfehlen können. Aber der Reihe nach.

β-Carotin zeigte tatsächlich statistisch signifikant ein erhöhtes Lungenkrebsrisiko bei starken Rauchern im Alter von 50 bis 69 Jahren, die 20, beziehungsweise 30 mg β-Carotin täglich über Jahre hinweg genommen hatten (ATBC- und CARET-Studie). Zwar weisen die Autoren beider Studien selbst auf eine Reihe von Schwachstellen hin, doch nun gibt es seit über 10 Jahren für Raucher Warnhinweise auf β-Carotin-Präparaten. Merkwürdig ist jedoch, dass man nicht im gleichen Maße vor Karottensaft warnt, der je nach Marke schon bei 0,2 bis 0,4 l täglich die „bedenkliche“ Menge von 20 mg β-Carotin liefert. Darauf möge sich jeder Leser selbst einen Reim machen.

In der Physicians' Health-Studie führte die Einnahme von 50 mg β-Carotin jeden zweiten Tag jedoch nicht zu einem erhöhten Lungenkrebsrisiko, brachte aber ein um 36 Prozent vermindertes Prostatakrebsrisiko für eine Untergruppe von Teilnehmern mit anfänglich niedrigen β-Carotin Plasmaspiegeln. Doch das nur am Rande. Insgesamt sind die Ergebnisse zu β-Carotin und Lungenkrebs bei starken Rauchern nicht eindeutig. Das wird einen Raucher, der sich über zusätzliche Vitamine und Co. etwas besser schützen will, aber kaum beruhigen.

Was soll man als Raucher also machen? Schauen wir auf die Fakten. Im Durchschnitt nehmen die „Deutschen“ etwa 2 mg β-Carotin täglich zu sich. Fachleute empfehlen mindestens 6 mg β-Carotin täglich. Der Bereich der Gefährdung beginnt für einen starken Raucher – als solcher gilt, wer mindestens 20 Jahre mindestens 20 Zigaretten täglich raucht – aber erst bei 20 mg β-Carotin oder mehr. Wobei dies, wie gesagt, nicht eindeutig ist und nur gilt, wenn ausschließlich β-Carotin eingenommen wird. Ein Raucher, der nicht täglich Carotinoid haltiges Obst und Gemüse isst, muss demzufolge mindestens 4 mg β-Carotin täglich supplementieren. Zusätzliche β-Carotin-Mengen von 10 mg täglich sind so zum Beispiel völlig unbedenklich und liefern einen wichtigen Beitrag zur Normalisierung von erniedrigten Plasmaspiegeln bei Rauchern.

Warum sind diese Ergebnisse so zweideutig? Das β-Carotin macht zunächst die beim Rauchen eingeatmeten Schadstoffe unschädlich. Dabei wird es jedoch selbst zu einem hochreaktiven Schadstoff, einem freien Radikal. Bei massiver Radikalbelastung durch Rauchen ist β-Carotin alleine schnell überfordert und wird somit selbst zu einer möglichen Gesundheitsgefahr. Was muss geschehen? β-Carotin benötigt Hilfe von anderen Antioxidantien wie zum Beispiel Vitamin C, E, R-alpha-Liponsäure oder einem Carotinoidgemisch. Es erhält ein Elektron von ihnen, und das β-Carotin-Radikal ist unschädlich. **Die Kombination mehrerer Vitamine und weiterer Antioxidantien ist hier also die Lösung**, nicht die Warnung, man solle keine Vitamine nehmen.

So einfach! Muss man deshalb gleich in Hysterie verfallen? Cool bleiben! Dann erkennt man, dass das Studienkonzept auch in diesem Punkt sehr unausgereift war. Eine vernünftige Radikalabwehr kann nur funktionieren, wenn ein permanenter Elektronenfluss existiert. Der Dynamic Flow-Ansatz von Hickey und Roberts (2004) würde das zum Beispiel gewährleisten. Danach wird soviel Vitamin C in vielen Einzeldosen verabreicht, dass ein gleich bleibend hoher Plasmaspiegel erreicht wird. Diese Vorgehensweise führt zu einem gewissen „Überschuss“ an Vitamin C, der ausgeschieden wird. Was bei einer beginnenden Krankheit – einem Infekt zum Beispiel – aber sehr nützlich ist, da sofort reichlich Vitamin C zur Verfügung steht. Es wird dann natürlich weniger ausgeschieden. Im Mittel müssen für den Dynamic Flow-Status etwa 7 000 mg Vitamin C täglich eingenommen werden. Am besten verteilt auf 6 bis 8 Einzelgaben.

Weil auch andere Vitamine zu Radikalen werden können, sind sie von Natur aus untereinander in einem komplexen Prozess miteinander verbunden. Auch

Coenzym Q10 und Vitamin E sollten bei hoher Dosierung immer mit Vitamin C eingenommen werden. Vitamin C selbst ist hier wieder mal die perfekte Ausnahme. Es kann sich im Prinzip selbst regenerieren. Zwei Vitamin C-Radikale verbinden sich zu Vitamin C und Dehydroascorbinsäure. Was ein wichtiger Grund dafür ist, dass man Vitamin C in unfassbar großen Mengen auch über sehr lange Zeit zu sich nehmen kann, ohne dass es schadet. Ganz im Gegenteil sogar!

Zu 8: Zählen oder aussortieren

Die Basis jeder Statistik ist das Zählen. Und wenn ein Ereignis gar nicht vorkommt, wird es eben mit einer 0 versehen. Es geht aber auch anders. Es gibt zahlreiche positive Untersuchungen zu Vitaminen, und sie werden auf den Index gesetzt, „aussortiert", damit sie möglichst nicht erscheinen. Sucht man dann danach, erhält man als Ergebnis „0 results found". So ergeht es einem, wenn man bei „Medline", einer medizinischen Online-Datenbank, Artikel von Linus Pauling zu diesem Thema sucht. Insgesamt stehen über 200 seiner Artikel auf dem Index, wurden also aussortiert. Diese Artikel müssen dann beispielsweise gezielt im *Journal of Orthomolecular Medicine* gesucht werden.

Eine wahre Begebenheit zum ‚Verschwinden' von Veröffentlichungen: Ein Artikel von Pauling (Rath u. Pauling 1991) wurde am 23. April 1991 bei der Zeitschrift *Proceedings of the National Academy of Science* eingereicht und am 11. Juni des selben Jahres akzeptiert (!). Unter fragwürdigen Umständen wurde diese Entscheidung vom Editor jedoch rückgängig gemacht. Pauling zufolge war dies nicht die Entscheidung eines Einzelnen, sondern von Leuten, denen die herkömmliche Meinung über, beziehungsweise die Behandlung von Herzerkrankungen persönlich oder ökonomisch von Nutzen ist. Bei einer Kontraposition hätten sie mit Nachteilen rechnen müssen.

Es gibt noch viele weitere Beispiele, aber ich denke, dass diese wenigen Sie bereits sensibilisiert haben. Sie werden sich in Zukunft bei einer sehr oberflächlichen Interpretation von Statistiken sicher immer fragen „Wem nützt es?"

III.3

Vitamine und Medien

Viele Leser werden nach der Lektüre dieses Buch im Internet die Begriffe „Vitamine“ und „orthomolekulare Medizin“ suchen. Für die meisten wird die Internetseite von Wikipedia die erste Anlaufstelle sein. Gibt man dort den Begriff „orthomolekulare Medizin“ ein, so findet man eine Reihe falscher und stark verzerrender Argumente – jedenfalls war das im Mai 2011 der Fall – die meiner Meinung nach eine völlig unberechtigte Angst vor Vitaminen schüren. Auf einige der unsinnigen Erläuterungen möchte ich eingehen.

Es wird behauptet, Vitamin C zerstöre Vitamin B_{12}. Für Reagensglasversuche trifft dies in der Tat zu. Im menschlichen Körper jedoch passiert diesbezüglich nichts, wie ich in Kapitel 2.3 dargelegt habe. Menschen, die so etwas lesen, stoppen möglicherweise ihr Vitaminprogramm, was sie aber auf keinen Fall tun sollten. Die Verfasser erwecken durch das Weglassen von Informationen einen völlig falschen Eindruck. So wird etwa vor ernsten Nebenwirkungen bei der Einnahme von Vitamin C gewarnt, und das bereits bei einem Gramm pro Tag. Im Kapitel 2.3 habe ich das widerlegt (siehe auch Kapitel 4.1). Und selbst das konservative *U. S. Institute of Medicine* hält 2 000 mg täglich für sicher.

Es wird behauptet, die orale Einnahme von Vitamin C korreliere nicht mit dem Blutplasmaspiegel. In diesem Zusammenhang wird ein Plasmaspiegel von maximal 75 Mikromol/l (= 13 mg/l) erwähnt. Im Kapitel 2.3 habe ich gezeigt, dass der Plasmaspiegel auf den dreifachen oder einen noch höheren Wert steigen kann.

Es wird behauptet, dass Vitamin E in Dosierungen von über 400 I. E die Sterblichkeit erhöhe. Der „Beweis“ sei durch Metaanalysen erbracht worden. Was davon zu halten ist, habe ich oben beschrieben. Auf dieser Seite wird nicht eine einzige positive Studie zur Einnahme von hoch dosierten Vitaminen erwähnt. Obwohl es davon zigtausende gibt. Wikipedia, die freie Enzyklopädie – bei diesem Thema ein Witz! Durch große Studien (Kapitel 3.1) konnte gezeigt werden, dass die 40- bis 80-fachen Tagesmengen für Hochrisikopatienten ungefährlich sind. Das *U.S. Institute of Medicine* hält 1 500 I. E – das ist der 100- bis 150-fache

Tagesbedarf! – für sicher, so dass die Warnung vor einer Vitamin E-Überdosierung schon fast einer Torheit gleich kommt. Die zusätzliche Einnahme von hoch dosiertem Vitamin E hat gesundheitsfördernde Eigenschaften, wie in diesem Buch mehrfach dargelegt wird.

Die Warnung vor einer Vitamin E-Überdosierung zeigt vielmehr, dass die Autoren die Wissenschaftsliteratur nicht kennen, oder aber wider besseres Wissen die Fakten so verzerrt darstellen. Im zweiten Fall wäre die Vorgehensweise moralisch verwerflich. Eine Reihe weiterer angeblicher Fakten auf dieser Internetseite sind ebenfalls schlichtweg unbrauchbar.

Die Verfasser sind nicht direkt auszumachen, da es kein Impressum gibt, was den Autoren möglicherweise recht ist. Grundsätzlich gilt: Wenn eine Seite kein Impressum hat, sollte man die Angaben zumindest überprüfen. Im Umkehrschluss bedeutet dies jedoch nicht, dass bei existierendem Impressum die Informationen grundsätzlich korrekt sind. Für die zitierte Wikipedia-Seite werden zwar keine Verfasser genannt, aber es wird ein in Deutschland sehr bekannter Ernährungsexperte zitiert. Erstaunlich, in welcher Weise dort „informiert" wird. Insgesamt hat diese Seite einen eher entlarvenden und keinen informativen Charakter. Wobei das Entlarvende ja auch höchst informativ sein kann.

Mein Tipp: Schauen Sie sich zu diesem Thema besser die Homepage des *Linus Pauling Institutes for Science and Medicine* an.

Jede Tageszeitung, die was auf sich hält, hat eine „Gesundheitsecke". So auch die Westdeutsche Allgemeine Zeitung (kurz: WAZ). Am 18. September 2009 wurde dort ein Artikel mit der Überschrift „ Zu viele Vitamine können schaden" veröffentlicht. In der Überschrift wurde also schon mal nicht zwischen wasser- und fettlöslichen Vitaminen unterschieden. Im Artikel selbst ging es dann um Überdosierungen durch fettlösliche Vitamine. Die Darstellung war jedoch so undifferenziert, dass ein völlig falscher Eindruck entstand. Vitamin E wurde in einem Atemzug mit den Vitaminen A und D genannt. Es wurde unsinnigerweise vor Vitamin E gewarnt. Und beim Vitamin D wurde ein absolut überholter Standpunkt vertreten und nicht etwa die aus neuesten Erkenntnissen führender Experten (Kapitel 2.7) für große Teile der Bevölkerung angesetzte Tagesdosis von etwa 1 000 I. E. Diese Mengen sind sicher (Kapitel 4) und zumindest im Winter nur durch Vitaminpräparate aufzunehmen. Bislang liegt die aufgenommene Durchschnittsmenge an Vitamin D_3 in Deutschland bei 200 I. E. täglich. Angesichts dieser Fakten sollte endlich zusätzliches Vitamin D empfohlen und nicht vor einer

Vitamin D-Überdosierung gewarnt werden, wie in diesem Artikel geschehen. Ich stellte alle Argumente in einem Leserbrief zusammen, fügte eine Literaturliste an, die meine Argumente unterstützten und schickte die E-Mail ab. Gehört habe ich leider nichts mehr vom „WAZ-Gesundheitsteam". Wenn Sie die Thematik vielleicht von jetzt an in den Medien verfolgen, werden Sie sicher auf ähnliche Fälle stoßen. Doch nun wissen Sie, was davon zu halten ist.

IV

Vitamine und Medikamente

„Die Natur ist die beste Apotheke."

SEBASTIAN KNEIPP [deutscher Pfarrer und Hydrotherapeut, 1821 – 1897]

IV.1

Vitamine – Viel sicherer als Medikamente

Um es vorweg zu nehmen, Vitamine gehören zu den sichersten und preiswertesten Substanzen überhaupt. Sie sind viel sicherer als Medikamente, die uns die Pharmaindustrie so „schmackhaft" machen will. Deswegen sind sie beliebt und gefürchtet zugleich. So gefürchtet, dass im Jahre 2003 in den USA erneut versucht wurde („Dietary Supplement Safety Act of 2003", U.S. Senate Bill S. 722), den freien Zugang zu Vitaminen und Co., mit fadenscheinigen Argumenten hinsichtlich angeblicher Gefahren bei hohen Dosierungen deutlich zu beschränken. Massiver öffentlicher Druck hat das verhindert. In Deutschland und Europa geistert seit einiger Zeit der Begriff „Vitamine in illegalen Dosierungen" herum. Wie sicher Vitamine sind, möchte ich Ihnen nun erläutern.

Wir essen täglich Kochsalz – Natriumchlorid. Kochsalz ist um ein Vielfaches toxischer als Vitamin C. Ein schrecklicher Beleg dazu: Vor einigen Jahren hörte ich im Radio die Meldung, dass eine Mutter wegen gefährlicher Körperverletzung mit Todesfolge verurteilt worden war. Sie hatte ihrem Kind einige Teelöffel – das sind etwa 10 bis 20 g – Kochsalz unter den Milchreis gemischt. Möglicherweise wollte sie ihr Kind bestrafen und glaubte, versalzener Brei sei ungefährlich. Ein tödlicher Irrtum! Hätte die Mutter statt Kochsalz die gleiche Menge Vitamin C in den Milchreis getan, hätte das Kind lediglich Durchfall bekommen. Werden Sie nun auf Salz verzichten, weil es giftig ist? Vermutlich nicht. Sie werden es ganz einfach weiterhin vernünftig dosieren.

Auch das allseits bekannte Aspirin mit dem Wirkstoff Acetylsalicylsäure (ASS) ist im Vergleich zum Vitamin C ausgesprochen toxisch. Es genügen 10 bis 20 g ASS, um einen erwachsenen Menschen zu töten. Dieselbe Menge Vitamin C kuriert eine beginnende Erkältung oder führt höchstens zu Durchfall. Werden Sie nun auf ASS verzichten? Vermutlich ungern. Sie werden es bedachter dosieren. Ein weiteres „beliebtes" Schmerzmittel ist Paracetamol. Wussten Sie, dass eine zu hohe Paracetamol Einnahme die häufigste Ursache für akutes Leberversagen ist. Dafür genügen mitunter schon 4 g. Wer weiß schon, dass beide Schmerzmittel bestens durch Boswellia und Weidenrinde ersetzt werden könnten?

Wie sicher Vitamine im Gegensatz zu Arzneimitteln sind, zeigen auch einige Daten aus den USA. Von 1983 bis 2005 – also in 23 Jahren – gab es in den USA lediglich 10 Todesfälle (www.aapcc.org), die mit der Einnahme von Vitaminen, einschließlich aller fettlöslichen, in Zusammenhang gebracht wurden. Das sind statistisch gesehen weniger als 0,5 Tote pro Jahr. Durch häusliche Selbstmedikation sterben in den USA dagegen im Durchschnitt 2 000 Menschen pro Jahr! Sie werden sich vielleicht fragen, wie es überhaupt zu Todesfällen durch Vitamine kommen kann? Die Antwort ist: Weil es grundsätzlich auch möglich ist, sich mit Lebensmitteln umzubringen, sogar mit Wasser, und ich spreche hier nicht vom Ertrinken. In den oben angegebenen 10 Todesfällen sind sowohl Unfälle mit Vitaminen als auch vorsätzliche Vergiftungen mit Vitaminen enthalten.

In den USA sterben in Krankenhäusern jährlich über 100 000 Menschen an den Nebenwirkungen von „vorschriftsmäßig" eingenommenen Medikamenten und weitere knapp 90 000 an Infektionen (Null 2005). Es ist die „normale" Medizin, die absolut tödlich ist im Vergleich zu Vitaminen. **400 000 mal tödlicher!** Um Ihnen die nötige Sicherheit im Umgang mit den in diesem Buch besprochenen Vitaminen und anderen physiologischen Substanzen zu geben, führe ich sie einzeln auf.

Vitamin C

Die häufigsten Nebenwirkungen, über die bei zu hoher Vitamin C-Einnahme geklagt wird, sind Durchfall oder Flatulenz (Blähungen). Eine Reduktion der Dosis von 10 bis 20 Prozent beseitigt die Symptome. Unser Körper kann je nach Krankheitssituation Mengen von 100 bis 200 g oder mehr täglich vertragen, ohne dass es zu Durchfall oder ernsthaften Nebenwirkungen kommt. Mit solchen Vitamin C-Megadosen wurden Patienten über viele Jahre erfolgreich behandelt (Cathcart 1981).

Ist der Patient wieder gesund, sinkt der benötigte Wert auf das normale Maß von 4 bis 15 g täglich ab. Übrigens: Die Nebenwirkung Durchfall ist therapeutisch nutzbar. Vitamin C kann nämlich als nebenwirkungsfreies und sehr preiswertes Abführmittel verwendet werden!

Das *U.S. Institue of Medicine* legte für Vitamin C täglich eine sichere obere Grenze, die ohne Nebenwirkungen ist, von 2 g fest (UL = Tolerable Upper Intake Level). Patienten, die unter seltenen genetischen Defekten leiden, bei denen schon kleine Vitamin C-Mengen Probleme mit Nierensteinen auslösen können, gelten nicht als Begründung für eine allgemeine Schädlichkeit von Vitamin C. Die Betroffenen wissen um ihre Erkrankung und müssen auch Lebensmittel wie Spinat und Rhabarber meiden, da diese Lebensmittel recht hohe Mengen an Oxalsäure enthalten, was die Bildung von Nierensteinen begünstigt. Die angebliche Toxizität von Vitamin C im Hinblick auf Nierensteine (Oxalatsteinen) ist also nicht haltbar. In Deutschland sind bei einer täglich empfohlenen Menge an Vitamin C von etwa 100 mg (DGE) Dosierungen ab 1 g täglich durchaus schon als große Mengen zu bezeichnen. Trotzdem weist das gängige *Lehrbuch der Pharmakologie und Toxikologie* darauf hin, dass selbst bei Personen mit einer entsprechenden Veranlagung zu Nierensteinen Dosierungen von 2 bis 3 g täglich noch als sicher eingestuft werden.

Sogar bis 10 g Vitamin C über Monate und Jahre verabreicht, zeigten keine ernsthaften Nebenwirkungen (Bendich 1995, Lawson). Ich selbst nehme seit über 20 Jahren Vitamin C in Dosierungen von 3 bis 10 g – zeitweise sogar über **30 g** – täglich ein. Die höchste Menge, die ich bisher genommen habe, betrug **70 g** und – das entspricht dem Vitamin C in 1 000 Orangen! – am Tag. Wobei das ja noch nicht mal das Ende der Fahnenstange sein muss. Ich kann Ihnen sagen, dass die Verträglichkeit hervorragend ist.

In einer bekannten Wissenschaftssendung, die am 4.11.2003 im Westdeutschen Rundfunk lief, wurde bedauerlicherweise der Eindruck vermittelt, dass die Bildung von Oxalatsteinen durch Vitamin C ein ernsthaftes Problem sei. Das ist falsch!

Seit Jahrzehnten nehmen weltweit Hunderttausende bis Millionen Menschen Vitamin C in Gramm-Mengen ein. Wenn es ein Oxalatstein-Problem gäbe, wüssten wir längst davon. Megadosen Vitamin C sind sehr gut verträglich!

Vitamin B_3

Die häufigste Nebenwirkung, über die bei Einnahme von Vitamin B_3 geklagt wird, ist der sogenannte Flush. Das sind Hautrötung und Juckreiz. Das Symptom tritt jedoch nur beim Niacin und nicht beim Niacinamid auf und geht in der Regel nach 20 bis 30 Minuten vorbei. Substituiert man die benötigte Menge an Vitamin B_3 in Form von Niacinamid oder einer Mischung von Niacin und Niacinamid, kann das Problem vermieden werden. Es gibt auch Retard-Kapseln und Niacin in einer so genannten Esterform. Dadurch entfällt der Flush. Außerdem gewöhnt sich der Körper an das Vitamin, so dass mit der Zeit der Flush oft ganz verschwindet. Ein Glas kühles Wasser, dass bei der Einnahme von Niacin getrunken wird, sorgt dafür, dass der Flush stark reduziert wird. **Vorsicht!** Heiße Getränke verstärken den Flush.

Bei der Behandlung von erhöhten Triglyceriden und zu hohem LDL-Cholesterin muss man Vitamin B_3 in Form von Niacin einnehmen. Niacinamid ist kein Lipidsenker. Als „Cholesterinsenker" ist Niacin in einer Dosierung von 1,5 bis 6 g täglich ein sehr sicheres Medikament. Im Coronary Drug Project wurde es über sechs Jahre ohne ernste Nebenwirkungen eingesetzt. Große Mengen an Niacinamid – bis 2 500 mg – werden auch über jahrelange Zeiträume gut vertragen. Patienten mit Schizophrenie haben über Monate bis Jahre Dosierungen von 3 000 bis 30 000 mg – 30 g! – Niacin beziehungsweise 3 000 bis 9 000 mg Niacinamid täglich eingenommen, ohne dass ernste Nebenwirkungen aufgetreten sind (Hoffer 1972).

Nebenwirkungen wie Übelkeit und Erbrechen sind erste Warnzeichen, die bei Dosisreduktion sehr schnell verschwinden. Sehr große Dosierungen von 3 000 mg und mehr täglich können, über ein Jahr genommen, in seltenen Fällen zu erhöhten Leberwerten führen, wobei die Leberfunktion intakt bleibt. Bei Dosisreduktion werden die Werte schnell normal.

In ganz seltenen Fällen entwickeln Alkoholiker – mit sicherlich eingeschränkter Leberfunktion – bei sehr langer und hoher Vitamin B_3-Einnahme Gelbsucht, die nach Dosisreduktion oder Absetzen des Vitamins ohne bleibende Schäden verschwindet.

Es ist sogar so, dass bei erhöhtem Alkoholkonsum die Leber von Niacinamid – 1 000 bis 1 500 mg täglich – (Kapitel 5.4) profitiert. Ebenso ist für Alkoholiker Niacin in Mengen bis 3 200 mg täglich ohne ernste Nebenwirkungen angewendet worden (Kapitel 5.4). Noch einmal zum Vergleich: Die empfohlenen Tagesmengen der DGE liegen bei 15 bis 20 mg. Der therapeutische Bereich ist also sehr groß.

Vitamine B_6, B_{12} und Folsäure

Vitamin B_6 kann bei Dosierungen von über 1 000 mg täglich über Monate genommen – die DGE-Empfehlung liegt bei 1,5 bis 2 mg – vorübergehende neurologische Beschwerden wie Kribbeln oder lebhafte Träume auslösen. Ab 50 mg täglich wirkt Vitamin B_6 harntreibend. Es kann also als natürliches, nebenwirkungsfreies harntreibendes Mittel – Diuretikum – angesehen werden.

Der therapeutische Bereich von Vitamin B_6, in dem keine Nebenwirkungen zu erwarten sind, liegt bei 10 bis 500 mg täglich. Ich selbst habe über einen längeren Zeitraum bis zu 150 mg täglich eingenommen, ohne dass irgendwelche Nebenwirkungen aufgetreten sind.

Vitamin B_{12} – DGE Empfehlung 3 µg – wird zu therapeutischen Zwecken oft in Dosierungen von 500 bis 1 500 µg verabreicht, ohne dass ernste Nebenwirkungen auftreten.

Folsäure ist in Mengen bis 1 000 µg (UL) täglich absolut ungefährlich – DGE-Empfehlung 200 µg.

Vitamin E

Vitamin E ist eine sehr sichere Substanz, wie große Studien (Kapitel 3.1) gezeigt haben. Die obere sichere Grenze (UL) liegt bei 1.500 I. E. – DGE-Empfehlung 10 I. E. Patienten, die Blut verdünnende Mittel (Antikoagulantien) benötigen, sollten die Einnahme von Vitamin E mit ihrem Arzt absprechen, da Vitamin E die Wirkung von Antikoagulantien verstärkt, und so die Dosis des Blut verdünnenden Medikaments wahrscheinlich reduziert werden kann. Ganz im Sinne der orthomolekularen Medizin.

Vitamin D

Das *U. S. Insitute of Medicine* betrachtet 2.000 I. E. Vitamin D täglich als sicher. Bei Erwachsenen sind Nebenwirkungen erst bei Langzeiteinnahme von 10 000. I. E. (Garland 2006) oder mehr täglich zu erwarten. Über einen Zeitraum von zwei Jahren wurden Patienten mit 50 000 I. E. pro Woche behandelt, ohne dass es irgendwelche Anzeichen von Toxizität gab (Cava u. Javier 2007).

Die Anzeichen einer Überdosierung sind zum Teil uncharakteristisch wie Müdigkeit, Erbrechen, Durchfall oder Antriebsarmut. Es kann auch zu Calciumablagerungen und einer herabgesetzten Nierenfunktion kommen. Doch Dosierungen, die zu Nebenwirkungen führen könnten, liegen weit über den 1 000 I. E. täglich, die ich empfehle.

V

Vitamine und Co. für Sie

„Das Leben ist voller Überraschungen. Es ist nicht immer edel oder erhaben, manchmal ist es absurd, aber es gibt immer eine Hoffnung“

ANONYMUS

1 Wichtige Hinweise zu den Nährstoffprogrammen
2 Rauchen: Weniger schädlich dank viel Vitamin C und E
3 Übergewicht und Fast-Food: Multivitamine sind unverzichtbar
4 Bei Alkoholkonsum müssen B-Vitamine her
5 Psoriasis: Vitamin D und Fischöl schaffen Besserung
6 Neurodermitis: Fettsäuren sind ganz wichtig
7 Morbus Crohn und Colitis ulcerosa: Linderung durch Fischöl, Bakterien, Lecithin und Weihrauch
8 Arthrose, Arthritis und Rheuma: Vitamine und Fischöl helfen
9 Allergien: Die nächste Saison wird besser dank Vitamin C, E und Fischöl!
10 Ein gutes Herz durch Vitaminmix und Fischöl
11 Krebs: Bessere Chancen mit Vitamin C-Gigadosis
12 Nie mehr erkältet dank Megadosis Vitamin C
13 Herpes simplex: Mit dem werden wir auch noch fertig
14 Multiple Sklerose: Vitaminprogramm aus Kanada kann helfen

V.1

Wichtige Hinweise zu den Nährstoffprogrammen

Aufgrund der in diesem Buch behandelten Wirkmechanismen, der angegebenen Literatur sowie Jahrzehnte langer, eigener Erfahrungen mit verschiedenen Vitaminprogrammen und weiterer ausgiebiger Recherche enthält dieses Kapitel Vorschläge für die Einnahme von Nahrungsergänzungsmitteln in bestimmten Dosierungen, wie ich sie bei „Lastern" oder Erkrankungen für sinnvoll erachte. Meist wird eine Kombination aus Schul- und Orthomolekularmedizin die besten Ergebnisse liefern. Grundsätzlich sollten Vitamine und Co. über den Tag verteilt eingenommen werden. Die angegebenen Mengen stellen kein absolutes Maß dar. Sie können in beide Richtungen davon abweichen. Wenn Sie sich für ein Nährstoffprogramm entschieden haben, kann es sinnvoll sein, zunächst mit einer niedrigeren Dosis zu beginnen und diese dann zu steigern. Lesen Sie auch noch mal das Kapitel 4.1.

Oft empfehle ich Zink und Selen, weil sich Zink und Vitamin C einerseits sowie Selen und Vitamin E andererseits in ihrer Wirkung gegenseitig verstärken. Wenn nicht anders erwähnt, ist immer das natürliche Vitamin E (d-alpha-Tocopherol, beziehungsweise RRR-alpha-Tocopherol) gemeint. Besonders hohe Dosierungen eines einzelnen B-Vitamins – zum Beispiel 150 mg Vitamin B_6 – sollten immer mit einem hoch dosierten B-Komplex eingenommen werden, da man einerseits auf ein ausgewogenes Verhältnis der B-Vitamine zueinander achten muss und andererseits die B-Vitamine zusammen besser wirken als einzeln. Wenn mehrere Kategorien für Sie in Frage kommen, dann stimmen Sie die Angaben aufeinander ab.

Ganz wichtig: Meine Vorschläge können grundsätzlich keinen Arztbesuch ersetzen!

Bei ernsten Grunderkrankungen muss immer ein Arzt konsultiert werden. Wenn Sie Medikamente einnehmen, sollten Sie die Beipackzettel genau lesen und – wenn nötig – Ihre Nahrungsergänzung mit einem Arzt besprechen. Medikamente und Vitamine können miteinander auch unerwünschte Wechselwirkungen haben. Das sollte Sie nicht überraschen, denn selbst so ein gesundes Lebensmittel wie zum Beispiel die Grapefruit darf nicht gleichzeitig mit bestimmten Medikamenten gegen Herzerkrankungen eingenommen werden, da ein Inhaltsstoff in der Grapefruit, das Desoxybergamottin, den Abbau dieser Medikamente durch die Leber verzögert. Und das könnte verstärkte Nebenwirkungen auslösen.

Wenn sich ein Vitamin oder ein anderer natürlicher Wirkstoff nicht mit einem Medikament verträgt, muss eventuell auf dieses Vitamin oder diesen natürlichen Wirkstoff verzichtet werden. Oft reicht es aber, zum Beispiel Vitamine und Co. Zeit versetzt einzunehmen. Meist ist es nämlich so, dass gerade die ausgewählten natürlichen Substanzen die Nebenwirkungen eines Medikaments herabsetzen oder die Wirkung verstärken, was eine Reduzierung der Medikamentendosis zur Folge hat. Effekte also, die ganz im Sinne der orthomolekularen Medizin sind. Besprechen Sie das mit ihrem Arzt.

V.2

Rauchen: Weniger schädlich dank viel Vitamin C und E

Eine Zigarette zerstört etwa 25 mg Vitamin C. Mit der Nahrung nehmen Sie täglich maximal 100 mg Vitamin C auf, wenn Sie nicht mit Nahrungsergänzungsmitteln substituieren. Das heißt, spätestens bei der fünften Zigarette wären Sie im „Minus". Sie erkennen sofort, dass die Rechnung in dieser einfachen Form nicht aufgeht. Unser Körper verfügt über einen Mechanismus, der trotz der Zerstörung des Vitamin C durch den Tabakrauch so viel Vitamin C „zurückhält", dass er gerade Skorbut vermeidet. Allerdings steht dann kein Vitamin C mehr zur Verfügung, um weiteren Tabakrauch oder andere Schadstoffe, Viren oder Bakterien abzuwehren. So ist das mit dem „Minus" zu verstehen. Angenommen Sie rauchen 20 Zigaretten, also etwa eine Packung pro Tag. Dann benötigen Sie täglich mindestens 500 mg Vitamin C zusätzlich. Im Kapitel 2.3 habe ich erläutert, dass die absolute Mindestmenge Vitamin C für eine gesunde Person 400 mg täglich beträgt. Ein Raucher braucht pro Tag mindestens etwa 1 g Vitamin C. Persönlich halte ich sogar 3 bis 5 g täglich für sinnvoll. Damit haben Sie einen deutlichen besseren Gesundheitszustand als jene Raucher, die kein zusätzliches Vitamin C einnehmen. Wenn Sie als Raucher auch nur eines der folgenden Probleme haben, können Sie davon ausgehen, dass Sie zusätzliches Vitamin C benötigen.

- ✔ häufige und hartnäckige Erkältungen
- ✔ regelmäßig Einnahme von Antibiotika
- ✔ schlecht heilende Wunden
- ✔ Zahnfleischprobleme
- ✔ blaue Flecken bei leichten Stößen

Ich möchte Ihnen nun die ASAP-Studie (Salonen 2000) ausführlich vorstellen, die gezeigt hat, dass zusätzliche Vitamine für Raucher sehr sinnvoll sind. In dieser Studie wurden insgesamt 520 Personen – Raucher und Nichtraucher – darauf hin untersucht, wie Atherosklerose bei ihnen voranschreitet. Das ist ein langjähriger Prozess, der mit kleinen Gefäßverletzungen beginnt und mit einem Gefäßverschluss endet. Die Personen wurden in vier Gruppen eingeteilt und folgendermaßen behandelt:

I. Placebo
II. Vitamin E: 2 mal 136 I. E. täglich
III. Vitamin C: 2 mal 250 mg (Retard) täglich
IV. Vitamin E + Vitamin C

Das Ergebnis war: Nur in Gruppe IV konnte das Fortschreiten der Atherosklerose signifikant gesenkt werden, nämlich um durchschnittlich 45 Prozent. Aufgeteilt nach Rauchern und Nichtrauchern waren die Ergebnisse so: Bei den Rauchern wurde das Fortschreiten der Atherosklerose um 64 Prozent und bei den Nichtrauchern um 30 Prozent gesenkt. Bei Männern mit schon weit entwickelter Erkrankung konnte das weitere Fortschreiten sogar um 74 Prozent gesenkt werden. Die Studie hat darüber hinaus gezeigt, dass sich Vitamin E und C in ihrer Wirkung gegenseitig verstärken. Diese tollen Ergebnisse konnten allerdings nur bei Männern festgestellt werden. Das bedeutet nun keineswegs, dass Raucherinnen keine Vitamine nehmen sollten – ganz im Gegenteil! Sie brauchen vermutlich sogar mehr. Es gibt Hinweise darauf, dass Tabakrauch Frauen mehr schadet als Männern, unter anderem wegen der „Pille“. Die in der Studie eingesetzten Vitaminmengen sind meiner Meinung nach als gering einzustufen und zeigten trotzdem beachtliche Erfolge. Größere Mengen hätten wahrscheinlich noch besser gewirkt.

Das folgende tägliche Nährstoffprogramm halte ich für sinnvoll:

Nährstoffe für Raucher

- ✔ Vitamin C: 3 mal 1 g oder mehr
- ✔ Vitamin E: 2 mal 400 I. E. + 200 mg Tocotrienole
- ✔ Zink: 25 mg
- ✔ Selen: 200 µg
- ✔ Omega-3-Fettsäuren (EPA/DHA): 1 g oder mehr
- ✔ Japanischer grüner Tee, zum Beispiel Sencha I: zwei Tassen täglich

V.3

Übergewicht und Fast-Food: Multivitamine sind unverzichtbar

Nicht alle Übergewichtigen Menschen ernähren sich von Fast-Food, und nicht alle Fast-Food-Liebhaber sind übergewichtig. Trotzdem ist es sinnvoll, beide Gruppen gemeinsam zu behandeln, da sie im Essverhalten doch weitgehend ähnlich sind. Bevor ich Ihnen die empfehlenswerten Nahrungsergänzungsmittel nenne, noch einige Tipps.

1. Trinkbares

Süße Getränke sind lecker. Und jeder weiß mittlerweile, dass sie Kalorienbomben sind. Versuchen Sie darum möglichst viele flüssige Kalorien – Cola, Limo, etc. – durch Schorlen, Mineralwasser oder nur leicht gesüßte Getränke zu ersetzen. Wenn Sie die Wahl zwischen Bier und einem guten, trockenen Wein haben, trinken Sie Wein. Dadurch können Sie weitere Kalorien sparen. Zudem schützt maßvoller Weingenuss sogar vor Krebs und Herzinfarkt. Das hat Bier nicht zu bieten.

Probieren Sie mal japanischen grünen Tee (Kapitel 6.2)! Der hilft nicht nur beim Abnehmen. Wussten Sie, dass grüner Tee sogenannte Catechine enthält, die Krebs hemmende und das Herz schützende Eigenschaften haben?

2. Dunkle Köstlichkeit

Gemeint ist Schokolade mit einem Kakaoanteil von 70 Prozent oder mehr. Dunkle Schokolade hat einen sehr hohen Anteil an Proanthocyanidinen, die in ihrer Wirkung den Catechinen des grünen Tees sehr ähnlich sind. Darüber hinaus enthält dunkle Schokolade Ballaststoffe, und die machen satt. Sie werden sehen, Sie benötigen weniger Süßes als vorher.

3. Fette und Öle

Übergewicht allein führt längst noch nicht zu Herzerkrankungen, wie man bei den Inuit sehen kann (Kapitel 2.4). Es kommt darauf an, dass Sie gutes

Fett – Omega-3-Fettsäuren, zum Beispiel in Rapsöl – zu sich nehmen und schlechtes Fett – Omega-6-Fettsäuren, zum Beispiel in Sonnenblumenöl und Margarine – meiden. Lesen Sie hierzu auch Kapitel 6.2. Olivenöl ist in dieser Hinsicht neutral. Es enthält kaum Omega-6-Fettsäuren.

In einer Studie (Plotnick 1997) konnte gezeigt werden, dass die Einnahme von 1 g Vitamin C und 800 I. E. Vitamin E vor einem fetten Essen, die negativen Auswirkungen auf die Blutgefäßwände deutlich verringert. Bei regelmäßiger, hoher Vitamin-Substitution – etwa dreimal täglich – ist der positive Effekt auf die Gefäßwände gesichert.

4. Knabbereien

Die meisten Knabbereien – Chips, Flips etc. – sind mit Omega-6-Fettsäuren-haltigen Pflanzenölen hergestellt. Schlechten Fetten also. Einige Geschäfte bieten mittlerweile aber auch Knabbereien an, die mit Oliven- oder Erdnussöl hergestellt wurden. Nehmen Sie diese! Erdnussöl ist zwar etwas ungünstiger als Olivenöl, aber deutlich besser als normales Pflanzenöl. Viele Knabbereien enthalten leider auch sogenannte „gehärtete“ Fette. Dahinter verbergen sich Trans-Fettsäuren, Fette also, die das „liederliche“, „schlechte“ LDL-Cholesterin stark ansteigen lassen. Lesen Sie am besten die Angaben auf einer Packung Knabberkram und stellen Sie die ins Supermarktregal zurück, die Ihnen schaden.

Tägliches Nährstoffprogramm für Übergewichtige und Fast-Food Liebhaber

- ✔ Vitamin C: 3 mal 1 g
- ✔ Vitamin E: 2 mal 400 I. E.
- ✔ Omega-3-Fettsäuren (EPA/DHA): 1,5 g oder mehr
- ✔ Vitamin D_3: 1 000 bis 1 500 I. E. (für Übergewichtige)
- ✔ Vitamin A: 10 000 I. E. (für Übergewichtige, nicht bei Schwangerschaft)
- ✔ Vitamin B Komplex: B_1, B_2, B_3, B_5 und B_6, jeweils 25 bis 50 mg

V.4

Bei Alkoholkonsum müssen B-Vitamine her

Alkohol ist ein Vitamin- und Mineralstoffräuber. Bei regelmäßig hohem Alkoholkonsum und der damit fast immer einhergehenden Mangelernährung – vor allem besteht meist ein erhebliches Eiweißdefizit – kommt es zu einem chronischen Mangelzustand. Um Schlimmeres zu verhindern, muss die Nahrung mit Ergänzungsmitteln aufgewertet werden. Es werden vor allem Vitamin B-Komplex, zusätzliches Vitamin B_3 (Niacinamid), Vitamin C und Magnesium benötigt.

Selbst bei gelegentlichem Alkoholkonsum von einer Flasche Wein benötigt der Körper schon recht hohe Dosierungen von über 1 000 mg Vitamin B_3. Der Alkohol ist verantwortlich dafür, dass die Synthese von Albumin – eines der wichtigsten Körpereiweiße und Trägerstoff für Fettsäuren und Vitamine – durch die Leber regelgerecht einbricht. Vitamin B_3 in hohen Dosierungen kann dies verhindern (Volpi 1997).

Der Alkoholabbau steht in Konkurrenz zum Fettabbau. Die Leber baut bevorzugt den Alkohol ab und benötigt dafür Coenzym NAD, das aus Vitamin B_3 entsteht. Für den Fettabbau steht dieses Coenzym nun nicht mehr zur Verfügung. Zwangsläufig wird nun vermehrt Fett in die Leber eingelagert – so entsteht die Fettleber – und die Triglyceride im Blut steigen an.

Dr. Russel Smith (1978) hat zahlreiche Alkoholiker in den USA mit Megadosierungen Vitamin B_3 in Form von Niacin – bis zu 3 200 mg täglich – erfolgreich behandelt. Vitamin B_1 wird in Mengen von ≥50 mg intravenös zur Alkoholentwöhnung eingesetzt.

Vitamin C ist unentbehrlich für die Entgiftungsarbeit, die die Leber zu leisten hat. Beim Alkoholabbau entsteht das toxische Zwischenprodukt Acetaldehyd, mit dessen Anstieg sich das Krebsrisiko deutlich erhöht. Vitamin C kann die schädliche Wirkung dieser Substanz merklich abschwächen. Auch die schwefelhaltige Aminosäure Cystein trägt erheblich zur Entgiftung bei. Hohe Dosierungen Vitamin B_3 sorgen dafür, dass das giftige Acetaldehyd gar nicht erst hoch konzentriert entsteht. Es wird mit Hilfe von Vitamin B_3 zügig in unschädlichen Essig umgewandelt.

Grundsätzlich sollten Sie aber Schnaps meiden, da er zu einem nicht unerheblichen Teil sogenannte Fuselöle enthält, die weit toxischer für die Leber sind als normaler Alkohol. Bei Bier und Wein ist dieses Problem deutlich geringer. Das folgende Nährstoffprogramm kann bei Bedarf sehr hilfreich sein.

Nährstoffe bei Alkoholkonsum

- ✔ Vitamin B-50-Komplex: 2 bis 3 mal
- ✔ Vitamin B_3 (Niacinamid): 1 000 bis 1 500 mg
- ✔ Vitamin C: 3 bis 5 g
- ✔ Magnesium: 500 mg
- ✔ Cystein: 500 mg

An dieser Stelle eine persönliche Anmerkung: Möglicherweise wird sich manch Leser darüber verwundert die Augen reiben, wie „unkritisch" dieses Buch mit Rauchen, Fettleibigkeit und Alkoholkonsum umgeht. Meine Antwort: Dieses Buch möchte keine Erwachsenen erziehen. Das wäre anmaßend. Aber ich möchte, dass Sie wissen, wie der Stoffwechsel auf Rauchen, Alkohol und zu viel Körperfett reagiert, und Ihnen die Möglichkeit geben, Schäden zu vermeiden.

V.5

Psoriasis: Vitamin D und Fischöl schaffen Besserung

Schuppenflechte – auch Psoriasis genannt – haben in milder Form viele Menschen. Befallen sind die Streckseiten von Ellenbogen und Knien. Sind aber große Flächen oder der ganze Körper mit dem schuppenden, silbrig-weißem oder rotem Hautausschlag überzogen, ist das für die Betroffenen eine schwere Bürde. Heilung gibt es nicht. Linderung schaffen Photo-Balneo-Therapie, Fumarsäure, Kortison, Retinoide („Vitamin A“) und Vitamin D-Abkömmlinge. Die Vitamin D-Abkömmlinge werden äußerlich als Salbe verwendet und sind sehr gut verträglich. Mit weiteren Nährstoffen kann der Krankheitsverlauf günstig beeinflusst werden. Eine Studie (Mayser 1998) mit 83 Patienten zeigte, dass die **intravenöse** Verabreichung von Fischölbestandteilen wie 4,2 g Eicosapentaensäure (EPA) und 4,2 g Docosahexaensäure (DHA) (beides Omega-3-Fettsäuren) innerhalb von zwei Wochen die Symptomatik deutlich verbesserte. Eine weitere Untersuchung (Danno 1998) ergab, dass die Kombination von EPA mit Medikamenten – zum Beispiel Etretinat – besser wirkt, als wenn das Medikament alleine verabreicht wird. EPA und DHA können auch die Schädigung der Nieren durch Cyclosporin, das in der Therapie eingesetzt wird, lindern (Simopoulos 2002). Ich halte folgende Maßnahmen für sinnvoll.

Nährstoffprogramm bei Psoriasis

- ✔ Vermeidung von Omega-6-Fettsäuren
- ✔ Vermeidung von Zucker
- ✔ Omega-3-Fettsäuren (EPA und DHA): ≥ 4,5 g
- ✔ Vitamin E: 800 bis 1 200 I. E.
- ✔ Vitamin A: 30 000 I. E. – nicht, wenn Sie schwanger sind oder Retinoide einnehmen. Therapeutische Mengen liegen bei 50 000 bis 100 000 I. E. Vitamin A. Vorsicht: Längere Einnahme dieser Mengen kann zu Nebenwirkungen führen, die aber reversibel sind.
- ✔ Vitamin D_3: 2 000 bis 4 000 I. E. – nicht wenn Sie mit Vitamin D-Abkömmlingen behandelt werden.

V.6

Neurodermitis: Fettsäuren sind ganz wichtig

Neurodermitis – auch endogenes oder atopisches Ekzem genannt – ist eine häufige Hauterkrankung, die mit starkem Juckreiz einhergeht. Bei einigen Neurodermitikern fehlt das Enzym Delta-6-Desaturase, das Linolsäure in Gamma-Linolensäure umwandelt. Die Betroffenen haben somit einen Mangel an dieser Fettsäure, die unerlässlich für eine intakte Haut ist. Gamma-Linolensäure wird weiter in Dihomo-Gamma-Linolensäure umgewandelt und diese wiederum in Prostaglandin E1 (PGE_1), was antientzündliche Wirkungen hat. Einigen Neurodermitikern hilft die sogenannte „Sandwich-Therapie", bei der Gamma-Linolensäure oral und als Salbe – mit Nachtkerzensamenöl – verabreicht werden. Wie bei Psoriasis, kann Fischöl auch bei Neurodermitis hilfreich sein. In einer Studie (Soyland 1994) erhielten die Patienten – Psoriatiker und Neurodermitiker – insgesamt 6 g der wirksamsten Omega-3-Fettsäuren Eicosapentaensäure (EPA) und Docosahexaensäure (DHA). Es zeigte sich eine deutliche Verminderung bei einigen Entzündungsparametern. Da diese Krankheit immer mit einer mehr oder minder starken allergischen Komponente einhergeht, halte ich zusätzliches Vitamin C für nötig. Am besten in Form von Calciumascorbat. Neurodermitiker reagieren nämlich oft empfindlich auf Lebensmittel wie saure Zitrusfrüchte, so dass Vitamin C in Form von Ascorbinsäure möglicherweise nicht gut vertragen würde.

Spezielle Kleidung mit Silberfäden kann ebenfalls sehr hilfreich sein, da sie die Keimbesiedlung auf der Haut deutlich verringert. Das kann bei Neurodermitikern das Hautbild verbessern. Einige Krankenkassen bezahlen diese teure Kleidung mittlerweile sogar. Auch wenn dies keine Maßnahme der orthomolekularen Medizin ist – als Chemiker halte ich diese Therapieergänzung für absolut sinnvoll. Es drängt sich an dieser Stelle die Frage auf, ob Silberschmuck nicht einen ähnlich positiven Effekt haben kann? Fast jeder hat Silberschmuck, und er ist als einmalige Anschaffung vergleichsweise günstig. Zahlt Ihre Krankenkasse die

„Silberkleidung“ nicht, könnte das einen preiswerten Versuch Wert sein. Folgende Nährstoffe können die Nahrung ergänzen:

Nährstoffe und Tipps bei Neurodermitis

- ✔ Vitamin C als Calciumascorbat: 2 mal 1 g
- ✔ Zink: 30 mg
- ✔ eventuell Gamma-Linolensäure: äußerlich als Salbe mit 20 Prozent Anteil Nachtkerzensamenöl, eventuell innerlich als Kapseln mit Nachtkerzensamenöl – nicht rezeptpflichtig
- ✔ Omega-3-Fettsäuren (EPA u. DHA): ≥ 4,5 g
- ✔ spezielle Kleidung mit Silberfäden

V.7

Morbus Crohn und Colitis ulcerosa: Linderung durch Fischöl, Bakterien, Lecithin und Weihrauch

Ich bespreche diese beiden chronisch-entzündlichen Darmerkrankungen, die sich vor allem durch Bauchschmerzen und blutige Stühle äußern, gemeinsam. Auch wenn es einige wichtige Unterschiede gibt, so sind Symptomatik und Therapie doch ähnlich. Darüber hinaus diagnostiziert man bei etwa 10 Prozent der Patienten eine schwer abgrenzbare Mischform beider Erkrankungen. Während bei Morbus Crohn (MC) der komplette Gastrointestinaltrakt – vom Mund bis After – befallen sein kann, beschränkt sich der erkrankte Bereich bei Colitis ulcerosa (CU) auf den Dickdarm. Würde man ihn vollständig entfernen und einen künstlichen Darmausgang legen, wäre CU „geheilt". Das ist allerdings ein hoher Preis. Bei MC sind außer dem Gastrointestinaltrakt häufig noch andere Organe, wie Haut, Leber, Augen, Gelenke etc. in Mitleidenschaft gezogen.

In der Behandlung beider Krankheiten wurden in den letzten Jahren erhebliche Fortschritte gemacht, aus schulmedizinischer Sicht, wie auch in der „sanften" Medizin. Im akuten Schub wird nach wie vor Kortison und 5-Aminosalicylsäure (5-ASA) verwendet, was auch nötig ist, um erst einmal ein gewisse „Ruhe" für den Patienten herbeizuführen. Langfristig eignet sich diese Therapie wegen der Nebenwirkungen nicht. Auch der Wirkstoff 5-ASA, der über ein Jahr – leider nicht länger – etwas besser als Placebo abschneidet, ist für den Patienten keine Lösung. Schulmediziner mit einer zusätzlichen „alternativen" Ausbildung haben schon früh erkannt und darauf hingewiesen, dass gesundheitsfördernde Darmbakterien – man nennt sie Probiotika – sehr nützlich sein können. Dies hat sich im Nachhinein bestätigt (Bischoff 2005, Gill 2004, Schultz 2004). Wer als Erkrankter in der Vergangenheit einen solchen Arzt hatte, wurde differenzierter und damit besser behandelt als von Ärzten, die ausschließlich ihr „Standardkonzept" anwendeten. Bei CU konnte dann auch nachgewiesen werden, dass zwei Kapseln Mutaflor® (E. Coli Nissle 1917; 2,5 bis 25 mal 10^9) täglich die Beschwerdenfreien Zeiträume genauso wirksam aufrechterhält, wie 1 500 mg 5-ASA (Kruis 2004). Größere Mengen an Mutaflor wären der entsprechenden Menge an 5-ASA allerdings vermutlich überlegen gewesen. Auch bei MC wurde eine Studie mit Mutaflor durchgeführt, die positive Ergebnisse brachte (Malchow 1997). Der Wirkmechanismus ist sehr überzeugend, so dass man MC-Patienten nur raten kann, Mutaflor auszuprobieren. Bei MC werden im Darm nämlich zu wenig Defensine produziert. Das sind körpereigene Peptide – Eiweiß-ähnliche Moleküle – die antibiotisch wirken. Mutaflor ist in der Lage, einen Teil dieses Defizites in der Darmschleimhaut wieder auszugleichen. Das ist schon eine Kausaltherapie. Mutaflor ist somit 5-ASA auf jeden Fall vorzuziehen. Das Problem ist nur, dass 5-ASA – recht teuer – von den Krankenkassen bezahlt wird und Mutaflor – ebenfalls recht teuer – meist selbst bezahlt werden muss.

Eine weitere Möglichkeit in der Behandlung von MC ist ein Harz-Extrakt aus dem indischen Weihrauchbaum mit dem botanischen Namen Boswellia serrata. In einer Untersuchung konnte Gerhardt (2001) zeigen, dass Boswellia genauso wirksam ist, wie der Standardwirkstoff 5-ASA. Auch hinsichtlich der Nebenwirkungen ist der Pflanzenauszug der 5-ASA überlegen. Die antientzündlichen Eigenschaften von Boswellia beruhen auf der Hemmung des Enzyms 5-Lipoxygenase. Dieses Enzym kann auch von Vitamin E gehemmt werden, aber nicht von Kortison oder 5-ASA. Da es sich bei MC und CU um chronisch-entzündliche Prozesse handelt, ist die Verwendung von Omega-3-Fettsäuren in Kombination mit Boswellia und Vitamin E sinnvoll. Es gibt zahlreiche kleinere Studien (Beluzzi 1996, 2004), die insgesamt entweder positive oder neutrale Ergebnisse bei der Behandlung von MC und CU mit Omega-3-Fettsäuren zeigten. Eine 2007 abgeschlossene Multi-Center-Studie, bei der Omega-3-Fettsäuren während der Ruhephase bei MC eingesetzt wurde, zeigte keine signifikante Verlängerung der Remissionszeit (Tillotts 2007). Aber die Tendenz war positiv. Möglicherweise waren die Fallzahlen zu gering, so dass sich der Vorteil in der Gruppe mit Omega-3-Fettsäuren noch nicht signifikant niederschlagen konnte. Vielleicht war auch der Beobachtungszeitraum zu kurz. In einem Punkt bin ich mir allerdings ziemlich sicher: Die verwendeten Mengen – nur 2,7 g Omega-3-Fettsäuren als EPA und DHA – waren zu gering. Bei einer solch schweren Krankheit muss darauf geachtet werden, dass das Verhältnis von Omega-6-Fettsäurem zu Omega-3-Fettsäuren den Wert von 1 zu 1 nicht überschreitet. Omega-6-Fettsäuren müssen konsequent gemieden werden. Die benötigen Mengen an entsprechenden Omega-3-Fettsäuren schätze ich auf **mindestens 4,5 g**.

Für CU-Patienten gibt es eine sehr erfreuliche Neuigkeit. An der Universitätsklinik Heidelberg haben Forscher ein spezielles Lecithinpräparat (Retard-Phosphatidylcholin) entwickelt, das so wirksam wie Kortison ist, jedoch keine nennenswerten Nebenwirkungen hat (Stremmel 2005).

Tipps und Nährstoffe bei Morbus Crohn und Colitis ulcerosa

Morbus Crohn	Colitis ulcerosa
· Zuckerarme Diät · Omega-6-FS meiden · Omega-3-FS (EPA und DHA) ≥ 4,5 g · Mutaflor®, 2 Kapseln (2,5–25 × 10^9) · Vitamin E, 400–1 200 I. E. · *Vitamin C, 3 g · Selen (Synergismus mit Vitamin E), 200 µg · Zink, 25 mg · Boswellia, 3 × 400 mg	· Einen Arzt aufsuchen, der das spezielle Lecithinpräparat verschreiben kann oder zuckerarme Diät · Omega-6-FS meiden · Omega-3-FS ≥ 4,5 g · Mutaflor®, 2 Kapseln (2,5–25 × 10^9) · Vitamin E, 400–1 200 I. E. · * Vitamin C, 3 g · Selen, 200 µg · Zink, 25 mg · Boswellia, 3 × 400 mg

* Vitamin C und Zink sorgen dafür, dass die Häufigkeit und Schwere von Infektionen reduziert wird, die Auslöser eines Schubs sein können. Außerdem spielt bei diesen Erkrankungen oxidativer und psychischer Stress eine große Rolle, was den Bedarf an Vitamin C erhöht. Es entsteht jedoch ein Dilemma: Die Vitamin C Mengen müssten eigentlich viel höher sein, würden aber sehr wahrscheinlich den häufigen Durchfall bei diesen Erkrankungen weiter verstärken. Wenn Sie jedoch 10 g oder mehr Vitamin C ohne zusätzliche Durchfälle vertragen, dann nehmen Sie diese Menge.

Bei der symptomatischen Behandlung der Durchfälle könnte Vitamin A in hohen Dosierungen – 100 000 I. E. täglich = 10- bis 20-facher Tagesbedarf – vorübergehend eingesetzt werden (Skogh 1980). Vorsicht: Längere Einnahme führt zu Nebenwirkungen!

V.8

Arthrose, Arthritis und Rheuma: Vitamine und Fischöl helfen

Ich werde die verschiedenen Krankheitsbilder hier nur kurz vorstellen, da eine ausführliche Beschreibung den Rahmen dieses Buches bei weitem übersteigen würde.

Arthrose: Degenerative Gelenkerkrankung verschiedenster Ursache. Die bekannteste Form ist die durch Abnutzung bedingte Altersarthrose von Knie- und Hüftgelenken, der „Gelenkverschleiß".

Arthritis: Ganz allgemein jede Form von Gelenkentzündung. Es gibt weit mehr als 100 verschiedene Formen der Arthritis, zu denen zum Beispiel auch Gicht und durch virale oder bakterielle Infektionen ausgelöste Gelenkentzündungen gehören. Weitere Formen sind die rheumatoide Arthritis, die besser als „Gelenkrheuma" bekannt ist, sowie die Osteoarthritis. Bei der rheumatoiden Arthritis sind die geschwollenen Fingergelenke weich und empfindlich, während sie bei der Osteoarthritis hart und eher unempfindlich sind.

Rheuma: Diese Krankheit umfasst weit mehr als nur Gelenkrheuma. Vom Rheumatismus können auch Muskeln und Organe betroffen sein, so dass sich die Entzündung im ganzen Organismus ausbreiten kann.

Grundsätzlich kommt es bei entzündlichen Veränderungen in Gelenken, Muskeln etc. darauf an, das komplexe Entzündungsgeschehen zu kontrollieren. Dazu gehören:

Hemmung bestimmter entzündungsfördernder Enzyme zum Beispiel auch durch Vitamin E und Boswellia (Kapitel 5.7), sowie die Vermeidung von Omega-6-Fettsäuren , die durch die entzündungsfördernden Enzyme in Substanzen verwandelt werden, die Schmerz und weitere Entzündung auslösen. Nötig ist eine hohe Aufnahme von Omega-3-Fettsäuren aus Fischöl, um die Omega-6-Fettsäuren von diesen Enzymen zu verdrängen, so dass weniger Schmerzen und Entzündungen entstehen (Kapitel 2.4). Eine Ausnahme bei den Omega-6-Fettsäuren gibt es allerdings: Gamma-Linolensäure – Nachtkerzensamenöl – hat antientzündliche Eigenschaften.

Bei der rheumatoiden Arthritis spielen im Entzündungsgeschehen auch sogenannte aggressive Sauerstoffverbindungen („freie Radikale“) eine bedeutende Rolle. Es ist deshalb auch hier sinnvoll, die Vitamine E und C gleichzeitig zu verabreichen, da sich beide Vitamine in ihrer Wirkung verstärken. Vitamin C ist darüber hinaus an der Produktion von Bindegewebskomponenten beteiligt. Vitamin E ist zusätzlich bei Osteoarthritis sowie Arthrose sehr nützlich (siehe Ariza-Ariza 1998, Beluzzi 2001, Darlington 2001, Kremer 2000, Volker 2000).

Bereits in den 40er Jahren des letzten Jahrhunderts behandelte der amerikanische Arzt Kaufmann Arthritis mit Vitamin B_3. Die Patienten nahmen das Vitamin in Mengen von 1 000 bis 5 000 mg täglich ein. Gut 50 Jahre später (Jonas 1996) wurde eine Doppelblindstudie über 12 Wochen an insgesamt 72 Patienten mit Osteoarthritis durchgeführt. Der eine Teil der Patienten erhielt 3 000 mg Niacinamid täglich, der andere ein Placebo. In der Vitamingruppe reduzierte sich die Krankheitsheftigkeit um 29 Prozent, während sie in der Placebogruppe um 10 Prozent anstieg. Des Weiteren sank in der Vitamingruppe ein Entzündungsparameter um 22 Prozent und der Bedarf an Medikamenten um 13 Prozent. Die Gelenkbeweglichkeit verbesserte sich dabei deutlich. In der Placebogruppe gab es keine Veränderung. Die Nebenwirkungen waren in beiden Gruppen mild, jedoch in der Vitamingruppe etwas häufiger. Doch hat Vitamin B_3 deutlich weniger Nebenwirkungen als das bei Arthritis häufig verwendete Medikament Vioxx, auch „Superaspirin“ genannt. Dieses Medikament wurde in der Vergangenheit mit mehreren 10 000 Todesfällen in Verbindung gebracht – und das bei vorschriftsmäßiger Dosierung. Bei Einnahme von 3 000 mg – das sind 3 g – Vitamin B_3 täglich stirbt niemand! Dafür wären mindestens 200 g Vitamin B_3 nötig.

Für manche Leute sind die oben erwähnten Besserungen möglicherweise gering. Kaufmann verwies allerdings darauf, dass Vitamin B_3 mindestens 4 bis 12 Wochen verabreicht werden muss. Es ist also denkbar, dass der maximale Effekt zum Beispiel erst nach 24 Wochen oder noch später erreicht wird. In einigen Fällen musste Kaufmann das Vitamin B_3 ein Jahr lang verabreichen, um die maximale Wirkung zu erzielen. Doch dafür haben Arzt und Patient möglicherweise nicht ausreichend Geduld.

Sollte der Alterungsprozess irgendwann einmal dafür sorgen, dass ich selbst auch Arthritis bekomme, so würde neben zahlreichen anderen Nährstoffen Vitamin B_3 in der Behandlung einen wichtigen Stellenwert haben. Mein Ziel wäre dann, toxische Medikamente wie Vioxx auf ein Minimum zu reduzieren. Im günstigsten Fall könnte ich – außer in der Anfangsphase von bis zu 24 Wochen

– sicher ganz auf die Schulmedizin verzichten. Ich würde mich selbst behandeln und die großen Pharmakonzerne könnten mich weder vergiften, noch mir oder meiner Krankenkasse das Geld aus der Tasche ziehen.

Nährstoffe bei schmerzenden Gelenken und Rheuma

- ✔ Vermeiden Sie Zucker
- ✔ Vermeiden Sie Omega-6-Fettsäuren – außer, wenn Gamma-Linolensäure verabreicht wird
- ✔ Omega-3-Fettsäuren (EPA und DHA): ≥ 4,5 g
- ✔ Vitamin E: 800 – 2 000 I. E.
- ✔ Vitamin C: 3 – 5 g
- ✔ Vitamin B_6: 50 – 150 mg
- ✔ Boswellia: 3 mal 400 mg
- ✔ Vitamin B_3 (als Niacinamid): bei Arthritis in Mengen von 1 000 bis 5 000 mg täglich

V.9

Allergien: Die nächste Saison wird besser dank Vitamin C, E und Fischöl

Dieses Volksleiden kennt jeder, entweder aus eigener Erfahrung oder weil ein Bekannter oder Verwandter daran leidet. Im Volksmund zusammenfassend als Heuschnupfen bezeichnet, kann dieser, wenn er unbehandelt bleibt, den sogenannten „Etagenwechsel" durchmachen und zum Asthma werden. Ich bespreche hier beides. Die Wirkstoffe, die bei diesen Leiden eingesetzt werden, sind im Wesentlichen Kortison und Antihistaminika. Diese Substanzen sind sehr wirksam, aber bei Langzeiteinnahme mit erheblichen Nebenwirkungen verbunden. Bei allergischen Reaktionen kommt es immer zu einer starken Ausschüttung von Histamin. Diese Substanz ist dann auch für die typischen Symptome wie Juckreiz und laufender Nase verantwortlich. Eine allergische Reaktion kann durch Pollen, Medikamente, Lebensmittel, Staub etc. ausgelöst werden. Es handelt sich um eine Überreaktion des Immunsystems, das annimmt, gewisse Eiweißmoleküle in Pollen und Lebensmitteln seien gefährlich, und versucht sie zu bekämpfen. Viele Wissenschaftler vermuten, die stetige Zunahme von allergischen Erkrankungen hänge mit einem zu hohen Maß an Hygiene in der westlichen Welt zusammen. Für diese Annahme gibt es deutliche Indizien. So sind in Ländern mit geringeren Hygienestandards Allergien seltener, Infektionen aber häufiger. In Deutschland ist es genau umgekehrt. Steigen aber in diesen Ländern, wie zum Beispiel in Osteuropa nach 1989/90, die Hygienestandards, nehmen Allergien signifikant zu. Ein weiterer Hinweis ist, dass Kinder, die auf Bauernhöfen aufwachsen, im Erwachsenenalter seltener Allergien und Asthma haben. Das Immunsystem scheint sich bei zu steriler Umgebung anderweitig zu „beschäftigen".

Was kann man bei bestehenden Allergien tun? Neben wichtigen allgemeinen Maßnahmen, wie einer staubarmen Umgebung, Vermeidung bestimmter Lebensmittel und häufigerem Kleidungswechsel können Nahrungsergänzungen hilfreich sein. Hier ist an erster Stelle wieder Vitamin C zu nennen. Bei allergischen Reaktionen wird sehr viel Vitamin C verbraucht! Da Vitamin C mit dem

Histamin reagiert, sind die Reserven schnell verbraucht und hohe Vitamin C-Dosierungen nötig.

Darüber hinaus verbessert Vitamin C zusammen mit Vitamin E die Lungenfunktion bei Luftverschmutzung ganz allgemein (Grievink 1999, Romieu 1998). Starke Luftverschmutzung wiederum begünstigt allergische Reaktionen und Asthma, was die Lungenfunktion bei diesen Erkrankungen noch weiter reduzieren kann. Es ist deshalb sinnvoll, die Vitamine C und E gleichzeitig zu verabreichen. Omega-3-Fettsäuren erwiesen sich als sehr hilfreich, um Asthmasymptome zu reduzieren (Broughton 1997, Nagakura 2000) und sind aufgrund ihrer antienzündlichen und immunmodulierenden Eigenschaften ganz allgemein zu empfehlen. Damit die nächste Allergie-Saison für Sie unbeschwerter wird, probieren Sie mal täglich Folgendes aus:

Wichtige Tipps bei Allergien

- ✔ Vermeiden Sie Zucker
- ✔ Vermeiden Sie Omega-6-Fettsäuren
- ✔ Vitamin C: 3 g zur Vorbeugung, 10 g oder mehr zur Therapie
- ✔ Vitamin E: 400 bis 800 I. E.
- ✔ Zink: 30 mg
- ✔ Omega-3-Fettsäuren (EPA und DHA): 2,5 g

V.10

Ein gutes Herz durch Vitaminmix und Fischöl

In Deutschland sterben jährlich über 320 000 Menschen an Herzerkrankungen natürlich nicht alle vorzeitig. Hinter dem sehr allgemeinen Begriff „Herzerkrankungen“ verbirgt sich die koronare Herzkrankheit (KHK), die sich wie folgt äußern kann:

- Angina Pectoris („Brustenge“)
- Herzinfarkt
- Plötzlicher Herztod
- Herzinsuffizienz
- Herzrhythmusstörungen
- und andere mehr

Grundsätzlich kann bei KHK davon ausgegangen werden, dass der Herzmuskel zu wenig Sauerstoff bekommt. Die Begriffe Arteriosklerose und Atherosklerose („Arterienverkalkung“) werden heute meistens gleichbedeutend verwendet, obwohl es historisch gesehen kleine Unterschiede gibt. Der Atherosklerose-Prozess soll nun in vereinfachter und gekürzter Form dargestellt werden.

Je nachdem, welche Atherosklerose-Theorie zugrunde gelegt wird, sind Initiierung und Beurteilung hinsichtlich des Gewichtes, den der eine oder andere Faktor hat, etwas variabel. Einige Fakten sind jedoch unstrittig: Es gibt keine Atherosklerose ohne Blutfette. Ebenso ist unstrittig, dass es im Verlauf von Atherosklerose zu einer immunologischen Reaktion kommt, die zu einer Entzündung führt. Ein hoher, sogar sehr hoher Gesamtcholesterinwert – bis zu 400 mg/dl! – ist jedenfalls **kein** zusätzlicher Risikofaktor für Herzerkrankungen, wenn gleichzeitig eine hohe Zufuhr von Omega-3-Fettsäuren erfolgt und Omega-6-Fettsäuren vermieden werden (Okuyama 2001). Kurz gesagt bedeutet das, dass gewisse Ernährungssünden durch Omega-3-Fettsäuren kompensiert werden können.

Der Atherosklerose Prozess beginnt mit einer kleinen Verletzung der Gefäßinnenwand, Intima genannt. Diese Verletzung kann chemische Ursachen haben durch Tabak, Alkohol oder durch chemisch modifizierte Blutfette. Es können biologische Ursachen sein wie Viren, Bakterien, Parasiten oder physikalisch-mechanische wie Feinstaub, Blutdruckspitzen wegen Stress. Oft treten mehrere Ursachen gleichzeitig auf. An einer solchen „aufgerauten rissigen" Arterienwand kann das Blut nicht mehr 100-prozentig einwandfrei vorbeigleiten, so dass Cholesterinpartikel daran heften können. Das ist kurzfristig betrachtet allerdings noch nicht ganz so problematisch. Die Gefäßwand kann auch wieder repariert werden, wenn genügend Vitamin C vorhanden ist. Ansonsten wird sie nur „fehlerhaft" repariert. An diesem Punkt sind inzwischen viele Wissenschaftler der Ansicht, dass ein chemisch verändertes Cholesterinpartikelchen den Anstoß zur Katastrophe gibt. Es handelt sich um das oxidierte schlechte Cholesterin (oxLDL). Das „liederliche", „schlechte" LDL ist genau genommen noch gar nicht der Bösewicht. **Vitamin C und E können die LDL-Oxidation verhindern!** (Carr 2000). Doch sind die Verletzungen der Arterienwand einerseits, sowie die Oxidation des LDL andererseits nicht wirklich unabhängig. Sie haben weitgehend dieselben Ursachen. Es ist dieses oxLDL, was in der verletzten Arterienwand eine immunologische Reaktion auslöst. Dabei entstehen Schaumzellen, und es werden Klebstoff-, Anlocker- und Botenstoffmoleküle sowie Wachstumsfaktoren gebildet. Es reichern sich immer mehr Fett, Cholesterin, Blutgerinnsel, Bindegewebe, abgestorbene Zellen etc. an. Die gefährliche Plaquebildung läuft auf Hochtouren. Die Botenstoffe des Immunsystems, wissenschaftlich auch Zytokine genannt, regeln die Immunabwehr, indem sie die chemische Kommunikation zwischen den einzelnen Immunzellen aufrechterhalten. Warum wird so ein toller Abwehrmechanismus zum Problem? Das Immunsystem ist eigentlich dafür geschaffen, wirklich pathogene Eindringlinge wie Bakterien und Viren zu bekämpfen. Dabei darf es heftig zugehen, so dass **temporär** und lokal begrenzt für diesen Abwehrkampf auch körpereigene Strukturen angegriffen werden können. Das Immunsystem muss eben sichergehen, dass im echten Gefahrenfall wirklich jeder Feind getötet wird.

Das Problem ist nun, dass das oxLDL vom Immunsystem als Eindringling betrachtet und von ihm bekämpft wird. Hört sich doch gut an, nicht wahr? Nein! Das ist ein absolutes Desaster! Warum? Das Immunsystem regiert nämlich genauso, als ob ein wirklich pathogener Eindringling, also ein Bakterium oder

Virus vorübergehend mit aller Gewalt bekämpft werden muss. Unser „Eindringling" – das oxLDL – ist aber nicht unmittelbar pathogen, zusätzlich jedoch permanent im gesamten Blut anwesend. Der Kampf des Immunsystems ist eigentlich sinnlos und kontraproduktiv. Es entsteht eine Entzündungsreaktion. Unsere immunologischen Botenstoffe, die Zytokine, haben eben auch die Eigenschaft, als Entzündungsvermittler zu agieren. Es sind dieselben Moleküle! In der pharmakologischen Therapie von Entzündungen wie von Herzerkrankungen ist es wichtig, die Bildung dieser Substanzen zu unterdrücken.

Zwei üble Zeitgenossen unter den Zytokinen möchte ich nur kurz erwähnen. Sie haben die Namen Interleukin-1β (IL-1β) und Interleukin-6 (IL-6). Vitamin E und Fischöl reduzieren die Freisetzung von diesen proinflammatorischen Zytokinen, die nachweislich die Arteriosklerose fördern (Devaraj 1999, Simopoulos 2002).

Es ist auch weitgehend unstrittig, dass neben dem erhöhten LDL-Cholesterin auch ein erhöhter Homocysteinwert das Risiko für Herzerkrankungen deutlich anheben kann. Auch jede Form von Durchblutungsstörung steigert das Risiko. Ein gesundes Herz-Kreislauf-System benötigt eine Reihe von Nährstoffen in den optimalen Dosierungen. Dazu gehören Vitamin C, Vitamin E, Vitamin B_6, Vitamin B_{12}, Folsäure, Omega-3-Fettsäuren aus Fischöl, Niacin und Lysin. Die Wirkmechanismen dieser Nährstoffe und die zugehörige Literatur habe ich bereits in den entsprechenden Kapiteln erwähnt. An dieser Stelle möchte ich aber noch einige Beispiele anführen.

Es ist heute deutlich weiter verbreitet als früher, dass Patienten mit Bypässen oder einem transplantiertem Herzen eine Hochdosis-Vitamintherapie erhalten. In einer Studie (Drossos et al. 2003) konnte an Patienten, die eine Bypassoperation erwarteten, gezeigt werden, dass 2 g Vitamin C eine deutlich stärkere gefäßerweiternde Wirkung haben, als 180 mg des Standardwirkstoffes Diltiazem. Dazu ist Vitamin C viel preiswerter und frei von Nebenwirkungen.

Der negative Einfluss von fettem Essen, das die Funktion der Gefäßwände klar herabsetzt, kann durch 1 g Vitamin C und 800 I. E. Vitamin E sicher reduziert werden (Plotnick 1997). Vitamin C reduziert auch die Nitrattoleranz. Dieses Problem betrifft viele Patienten mit Angina Pectoris, bei denen die „Nitro-Kapseln" mit der Zeit nicht mehr die gleiche Wirkung wie zu Beginn der Therapie entfalten. Vitamin C – 3 bis 6 g täglich – kann dieses Problem beheben. Pauling (McBeath 1993, Pauling 1991,1993) stellte zum Beispiel drei

Fälle vor, bei denen die Verabreichung von 3 bis 6 g Vitamin C sowie Lysin bei schwerer Angina Pectoris nach körperlicher Anstrengung eine sehr schnelle Besserung herbeiführte. Hickey, Roberts und Saul (2004 und 2008) postulieren in ihren Büchern *Ascorbate – The Science of Vitamin C* beziehungsweise *Vitamin C: The Real Story* die Antioxidant-Network-Therapie bei Herzerkrankungen. Sie ist eine Weiterentwicklung der Pauling-Therapie (siehe auch Pauling u. Rath 1991/1992). Am Ende des Kapitels sind beide Therapien aufgelistet.

Nimmt man täglich über 700 mg Vitamin C zu sich, was nur mit Nahrungsergänzungsmitteln möglich ist, reduziert man sein Herzerkrankungsrisiko um 25 Prozent (Knekt 2004). Größere Vitamin C Mengen können das Risiko für Herzerkrankungen sehr wahrscheinlich weiter reduzieren. Das folgende – tägliche – Nährstoffprogramm kann bei Herzerkrankungen meiner Meinung nach sehr hilfreich sein.

Wichtige Tipps und Nährstoffe für ein gesundes Herz:

- ✔ Vermeiden Sie Zucker
- ✔ Vermeiden Sie Omega-6-Fettsäuren
- ✔ Vitamin C: 3 bis 6 g
- ✔ Vitamin E: 800 I. E. (als gemischte Tocopherole)
- ✔ Tocotrienole, eine weitere Form von Vitamin E: 200 bis 300 mg
- ✔ Vitamin B_6: 25 mg
- ✔ Folsäure: 600 µg
- ✔ Vitamin B_{12}: 50 µg
- ✔ Omega-3-Fettsäuren (EPA und DHA): 1,5 g oder mehr
- ✔ Niacin: 100 bis 125 mg zur Durchblutungsförderung oder mindestens 1 000 mg als therapeutische Menge

Wenn Sie aufgrund ungünstiger Cholesterin- und/oder Triglyceridwerte sogenannte Statine oder Fibrate als Medikamente bekommen, fragen Sie Ihren Arzt, ob Vitamin B_3 (Niacin) für Sie geeignet ist. Es könnte sich lohnen. Im Coronary Drug Projekt wurde nachgewiesen, dass Niacin im Gegensatz zu Clofibrat lebensverlängernd wirkt (Canner 1986). Die Sterblichkeit konnte nur mit Niacin gesenkt werden – um 11 Prozent. Dieser Unterschied war statistisch hoch signifikant. Vitamin B_3 ist den Fibraten überlegen!

Mögliche Therapien für Atherosklerose und KHK

Nährstoff (täglich)	Pauling-Therapie	Antioxidant-Network-Therapie
Vitamin C	3–6 g	≥6 g
Lysin	3–6 g	3–6 g
Prolin	0,5–2 g	0,5–2 g
Arginin	-	3,5 g
Citrullin	-	1,5 g
Tocotrienole	-	≥ 300 mg
Tocopherole	-	≥ 800 I. E.
R-α-Liponsäure	-	300–600 mg

Erläuterungen: Es handelt sich hierbei um langfristige Therapien, die mindestens sechs Monate durchgeführt werden müssen, damit atherosklerotische Plaques aufgelöst werden können. Ihren maximalen Effekt erreichen sie nach zwei Jahren. Lysin, Prolin, Arginin und Citrullin sind natürliche Aminosäuren. Die Aminosäure Lysin soll mit Vitamin C verhindern, dass sich eine Abwandlung des schlechten LDL-Cholesterin (Lp(a)) an die Gefäßwand heftet. Tocotrienole sind eine weitere Form von Vitamin E. Tocopherole stehen für ein Gemisch aus den natürlichen α,β,γ,δ-Tocopherolen. Sie sind teurer und wahrscheinlich auch etwas wirksamer als das natürliche („normale") Vitamin E (d-α-Tocopherol). Es kann aber auch das „normale" Vitamin E genommen werden.
Mit R-α-Liponsäure ist die α-Liponsäure gemeint, die aber in dieser ganz bestimmten „natürlichen Form" wirksamer ist. Hersteller werden damit werben, wenn sie sie im Angebot haben. Die „richtige" Liponsäure ist für Sie dann erkennbar.

V.11

Krebs: Bessere Chancen mit Vitamin C-Gigadosis

Es gibt wohl kaum eine Krankheit, vor der wir mehr Angst haben als vor Krebs. Und das leider zu recht. Das geht mir nicht anders. Jährlich sterben in Deutschland etwa 200 000 Menschen an Krebs. Der überwiegende Teil vorzeitig, also nicht altersbedingt. 2004 titelte der Spiegel zum Sinn der Chemotherapie: „Giftkur ohne Nutzen – Düstere Bilanz im fortgeschrittenem Stadium" (Blech 2004). Krebs entsteht in einem langwierigen, Jahrzehnte dauernden, Prozess, den man heute in drei Stadien einteilt.

Initiation

In dieser Startphase findet eine Zellschädigung durch Strahlen, wie zum Beispiel UV-Strahlung, durch Chemikalien, wie zum Beispiel Tabakrauch und durch Viren statt, die die Erbsubstanz irreversibel schädigt und eine Mutation auslöst. In diesem Zustand haben die prämalignen Zellen (Krebsvorstufe) noch keine Chance, zu einem Tumor zu reifen. Das Immunsystem ist, wenn es durch Vitamine und sekundäre Pflanzenstoffe gestärkt wird, in der Lage, die Krebs erregenden Substanzen und vorgeschädigten Zellen zu entgiften und zu eliminieren.

Promotion

In dieser Phase wird die Tumorentstehung sozusagen aufrechterhalten und gefördert, wenn die oben beschriebenen Ursachen nicht minimiert, beziehungsweise eliminiert werden. Die prämalignen Zellen haben sich durchgesetzt, indem sie ihr Erbgut durch permanente Mutation – bedingt durch den ständigen Reiz von Chemikalien, Strahlung und Viren – so weit verändert haben, dass sie sich nun vermehren und sich dem programmierten Zelltod, der normalerweise durch das Immunsystem eingeleitet wird, entziehen können.

Progression

Die Progression ist das finale, nämlich tödliche Voranschreiten des Krebsgeschehens. Hier entwickeln die entarteten Zellen ihre totale Unabhängigkeit, in dem sie eigene Blutgefäße bilden, ein Prozess, der Angiogenese genannt wird. Das ist die Basis für die Streuung des Tumors: Er bildet Metastasen. Erst in diesem Zustand kommt es zu einem diagnostizierbaren Tumor. Die Überlebenschancen schwinden. Die Angiogenese kann sowohl mit grünem Tee als auch mit Vitamin C in hohen Dosierungen gehemmt werden (Mikirova 2008, Yeom 2009).

Es gibt aber noch einen weiteren Trick, den Tumorzellen anwenden, um sich in benachbartes noch gesundes Gewebe auszubreiten. Tumorzellen bilden das Enzym Hyaluronidase, das in der Lage ist, Gewebe „aufzulösen". Doch auch dies kann, wie ich in Kapitel 2.3 gezeigt habe, Vitamin C verhindern, indem es dieses Enzym hemmt, so dass der Tumor nicht mehr so leicht in gesundes Gewebe eindringen kann. Sehr vereinfacht könnte man Krebs als eine Kollagenose, eine „Bindegewebskrankheit" auffassen. Stärkt man nun das Bindegewebe, so hat der Tumor deutlich schlechtere Chancen zu streuen. Vitamin C ist an mehreren Stellen der Kollagensynthese beteiligt. Dabei wird es in Hydroxylierungsreaktionen verbraucht. Das bedeutet also, wenn es gelingt, durch große Vitamin C-Mengen die Kollagensyntheserate hochzuhalten, kann der Tumor sozusagen „eingekapselt" werden. Vitamin C hat aber noch einen weiteren Anti-Tumoreffekt. Es kann durch seine pro-oxidative Wirkung aggressive Sauerstoffradikale produzieren, für die die Tumorzellen besonders anfällig sind. Tumorzellen fehlen bestimmte Abwehrenzyme, wie zum Beispiel Katalase, Superoxiddismutase, um sich gegen die aggressiven Sauerstoffradikale zu wehren. Gesunden Zellen passiert nichts. Das heißt, **Vitamin C tötet Tumorzellen selektiv!** Diesen Mechanismus habe ich auf Seite 136 in einer Übersicht dargestellt. Um diesen tödlichen Effekt zu erreichen, wird Vitamin C am besten intravenös gegeben (Casciari 2001, Liebermann 2005, Riordan 2003). Padayatty und Mitarbeiter (2006) berichteten von drei Patienten mit fortgeschrittenem Krebs – Niere, Blase, Lymphom – deren Überlebenszeit sechs, mindestens neun, beziehungsweise mindestens 10 Jahre nach intravenöser Vitamin C-Gabe betrug. Das ist ungewöhnlich und erfreulich lang. Per Definition gilt in der Medizin eine Überlebenszeit von fünf Jahren bei Krebs als Heilung.

Ein weiterer Vorteil der oralen Verabreichung von Antioxidantien wie Vitamin C, E etc.: Sie erhöhen die Wirkung von Krebsmedikamenten, (Gunn 2004, Prasad 2004, Qi 2005), verringern zugleich die Nebenwirkungen und verlängern die Überlebenszeit (Cameron und Pauling 1976, 1979, Hoffer www.heall.com, Murata 1982).

Damit noch nicht genug! Das Zusammenspiel von Vitamin C und Vitamin K_3 führt ebenfalls zum Tod von Tumorzellen. Dahinter verbirgt sich ein recht neuer Mechanismus, den man als Autoschizis bezeichnet. Die beiden Vitamine sorgen dafür, dass die Zellmembranen der Tumorzellen geschädigt werden, ihre Zellflüssigkeit, das Cytoplasma verlieren, kleiner werden und nach dieser komplizierten, biologischen „Zerstörungskette" absterben.

Der Tumor hat also durchaus Schwachstellen. Meiner Meinung nach ist folgende Vorgehensweise bei Krebs sinnvoll – für mich selbst würde ich jedenfalls so vorgehen!

Strategie bei Krebs:

Suchen Sie sich einen Arzt, der sich mit intravenöser Vitamin C-Therapie auskennt (Therapieprotokoll von Dr. Riordan, siehe unten*). In der Krebstherapie werden 100 g Vitamin C intravenös oder mehr verabreicht. Bei solchen Mengen kann man schon von **Gigadosis-Vitamintherapie** sprechen.

Bis Sie einen Arzt gefunden haben: In der Zeit zwischen den I.v.-Vitamin C-Infusionen, beziehungsweise nach Beendigung der I.v.-Therapie kann folgendes Nährstoffprogramm täglich durchgeführt werden:

- ✔ Vermeiden Sie Zucker, Weißmehlprodukte und Omega-6-Fettsäuren!!
- ✔ Vitamin C oral: bis an die Magen-Darm-Toleranzgrenze, erfahrungsgemäß sind das 30 bis 40 g täglich aufgeteilt in viele kleinere Dosen, zum Beispiel 17 mal 2 g; einige Krebspatienten vertragen aber auch 50 bis 100 g Vitamin C täglich.

---

* Krebs ist für den Menschen die schrecklichste aller Diagnosen. Ich möchte Ihnen die Vorgehensweise der intravenösen Vitamin C-Therapie, die aus einer über 20-jährigen Erfahrung von Dr. Riordan resultiert, in gekürzter Form vorstellen:
1. Woche: 15 g Vitamin C i.v., 2 bis 3 x wöchentlich
2. Woche: 30 g Vitamin C i.v., 2 bis 3 x wöchentlich
3. Woche: 65 g Vitamin C i.v., 2 bis 3 x wöchentlich
4. Woche: 100 g Vitamin C i.v., 2 bis 3 x wöchentlich

- ✔ R-α-Liponsäure: 1000 bis 5000 mg, das erhöht die Vitamin C-Wirkung um den Faktor 5 bis 8.
- ✔ Vitamin E: 800 bis 1200 I. E. als liposomales Succinat, 2 bis 3 mal 400 I. E.
- ✔ Vitamin K_3: etwa ein Hundertstel der Vitamin C Menge, also bis zu 1 g (1000 mg!). Nicht auf eigene Faust! Nur unter ärztlicher Kontrolle!
- ✔ Zink: 50 mg
- ✔ Selen: 400 bis 600 µg
- ✔ Vitamin: B-50-Komplex
- ✔ japanischer grüner Tee, zum Beispiel Sencha I: 3 mal täglich

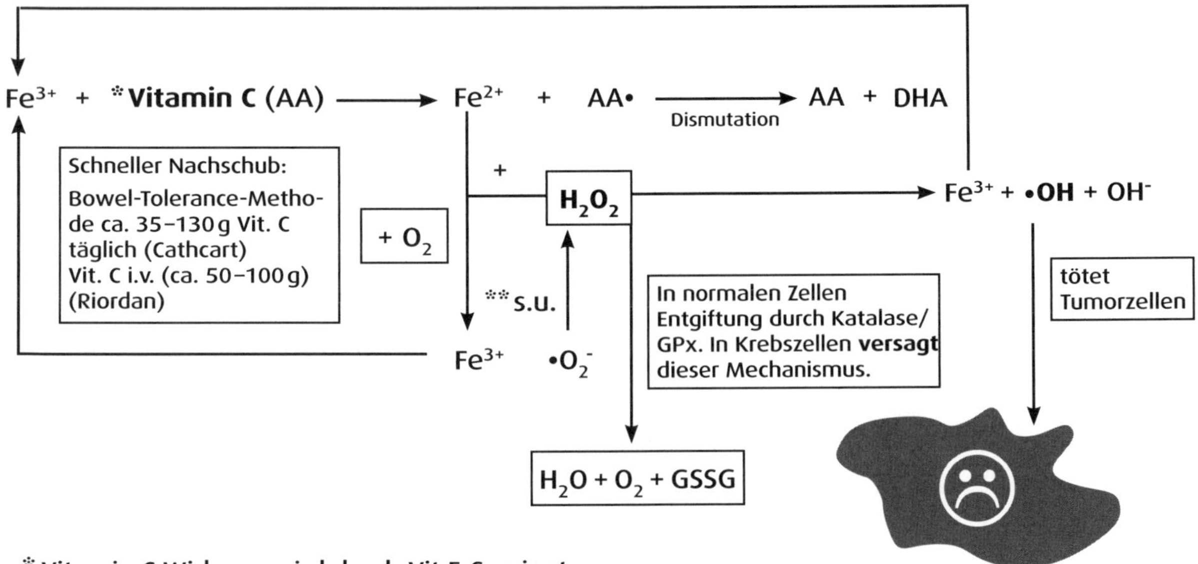

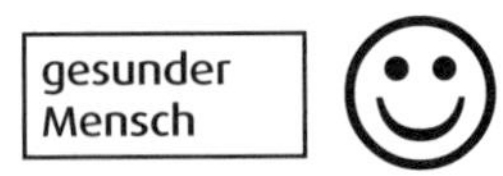

* **Vitamin C-Wirkung wird durch Vit E-Succinat, Vitamin K_3 und R-α-Liponsäure verstärkt.**
Hinweis: Tumorzellen enthalten hohe Eisenkonzentrationen

** $Fe^{2+} + 2H^+ + •O_2^- \longrightarrow H_2O_2 + Fe^{3+}$
$2•O_2^- + 2H^+ \longrightarrow H_2O_2 + O_2$
$AA + O_2 \longrightarrow H_2O_2 + DHA$
DHA: Dehydroascorbinsäure (= oxidiertes Vitamin C)

*** Klante (2011)

V.12

Nie mehr erkältet dank Megadosis Vitamin C

Hier geht nichts ohne Vitamin C! Auch wenn es unverständlicher Weise immer noch Leute gibt, die das bestreiten. Wahrscheinlich haben sie es selbst nie ausprobiert, oder mit zu geringen Dosierungen. Die Empfehlung, die man dann und wann hört, man solle lieber einen Apfel essen, statt Vitamin C zu nehmen, das eh nichts bewirke, ist jedenfalls grober Unfug. Vielmehr konnte gezeigt werden (Yonemoto 1976), dass Vitamin C die Produktion der Lymphozyten erheblich steigern kann. Das sind weiße Blutzellen, die in der Lymphdrüse entstehen und die Fähigkeit haben, als „Fresszellen" (Phagozyten) zu agieren, wodurch sie für die Immunabwehr von großer Bedeutung sind. 5 g Vitamin C täglich erbrachte eine Steigerung der Lymphozytenmenge auf das 1,83-fache – ein Plus von 83 Prozent! – 10 g erhöhten die Lymphozytenmenge auf das Dreifache – das ist ein Plus von 200 Prozent! Und 18 g täglich sorgten für den vierfachen Wert – ein Plus also von 300 Prozent. Vitamin C wurde drei Tage in Folge verabreicht und sorgte noch eine Woche lang für die erhöhte Lymphozytenproduktion. Hohe Dosierungen Vitamin C erhöhen auch die Antikörperproduktion. Somit beeinflusst Vitamin C sowohl den spezifischen als auch den unspezifischen Teil des Immunsystems. Mit der richtigen Dosis ist es möglich, die lästigen Erkältungen nahezu vollständig zu beseitigen. Trägt man die aufgeführten Messwerte in ein Diagramm ein, ergibt sich in guter Näherung eine Gerade, die als

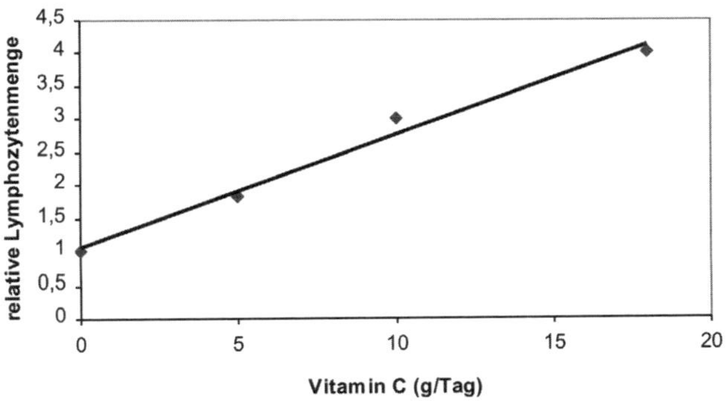

Abb. V.12 a

Faustregel folgendes Ergebnis liefert: **Mit jedem zusätzlichen Gramm Vitamin C täglich lässt sich das Immunsystem um etwa 17 Prozent stärken.**

Eine Menge von 18 g Vitamin C pro Tag könnte demnach die Erkältungsdauer auf ein Viertel reduzieren. Eine kühne Extrapolation der Gerade (Abb.V.12 a) auf etwa 50 g Vitamin C pro Tag liefert eine knapp 10-fache Lymphozytenmenge. Dies könnte eine Erkältung auf ein Zehntel verkürzen. Eine normale Erkältung dauert unbehandelt neun Tage. Wie der Volksmund schon sagt: „Sie kommt drei Tage, sie bleibt drei Tage, und sie geht drei Tage“. Mit **50 g Vitamin C** könnte die Erkältung somit am ersten Tag besiegt werden. Das würde für eine schwere Erkältung gelten. Für leichtere Erkältungen könnte man ein ebenfalls kühnes, noch optimistischeres Modell veranschlagen, mit dem die Dauer von leichteren Erkältungen in Abhängigkeit von der Vitamin C-Menge abschätzbar ist. Eine Stärkung des Immunsystems um 17 Prozent je Gramm Vitamin C würde eine Erkältung um den Faktor 1 zu 1,17 (= 0,855) verkürzen. Bei 2 g Vitamin C täglich um $0{,}855^2$ und so weiter. Aufgrund dieser Annahme ergibt sich das folgende Diagramm:

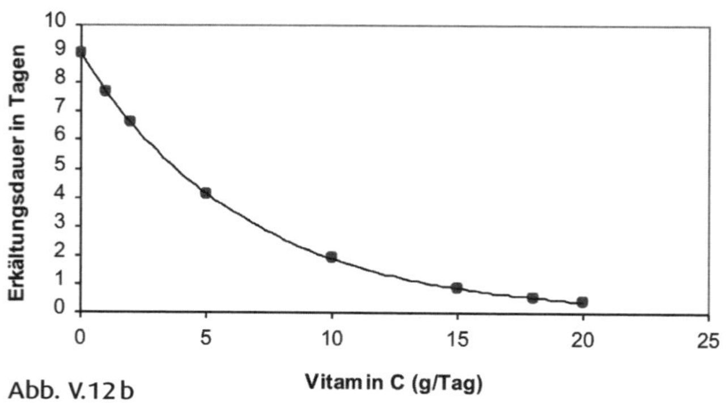

Abb. V.12 b

Dieses *Modell* liefert interessante Ergebnisse. Bei 6 g Vitamin C täglich sollte demnach die Erkältungsdauer 3,5 Tage betragen. Dieser Wert steht im Einklang mit einer Studie (Pauling 1992, S. 154/155; Asfora 1977), bei der fünf Tage lang je 6 g Vitamin C verabreicht wurden. Die Erkältungsdauer betrug 3,6 Tage. Wurde die Vitamin C-Therapie erst am dritten Tag gestartet, war sie wirkungslos und die Erkältung dauerte 9 Tage. Man erkennt weiterhin, dass bei **15 g pro Tag** die Erkältungsdauer gerade den Wert von einem Tag unterschreitet. Bei **18 g Vitamin C pro Tag** beträgt die Erkältungsdauer etwa 0,5 Tage.

Diese Ergebnisse stehen im Einklang mit meinen eigenen Erfahrungen sowie den vorgeschlagenen Mengen von Pauling – **18 bis 34 g/Tag** – und dem amerikanischen Ernährungswissenschaftler Earl Mindell – **17 g Vitamin C/Tag** – um leichtere Erkältungen bereits am ersten Tag vollständig zu beenden. Das bedeutet: Es sollten stündlich 1 oder 2 g Vitamin C während des ganzen Tages eingenommen werden. Zusätzlich hat sich eine Initialdosis von 5 bis 10 g bewährt. Diese Initialdosis verteilt man auf zwei bis drei Einzeldosen und nimmt sie im Abstand von 20 bis 30 Minuten ein. Lässt man den ersten Tag untätig verstreichen, so springt die Therapie nicht mehr an. Frühes Handeln ist ganz wichtig! Die hohen Vitamin C-Mengen müssen gut eine Woche lang eingenommen werden, wobei in der Regel die Verträglichkeit nach einigen Tagen sinkt und die Dosis daran angepasst werden kann. Mit Zink und unter Vermeidung von Zucker (Kapitel 2.3) kann die Wirkung von Vitamin C bei Erkältungen noch deutlich verstärkt werden.

Sie fragen sich wahrscheinlich, warum benötigt man so große Mengen an Vitamin C? Hierfür gibt es zwei Erklärungen.

1. Die Halbwertszeit von Vitamin C im Blutplasma kann mitunter bei intravenöser Gabe nur etwa eine halbe Stunde betragen. Angenommen, Sie nehmen nur einmal morgens 1 g Vitamin C während Ihrer Erkältung ein, so ist theoretisch betrachtet davon bereits nach 5 Stunden nur noch **ein Tausendstel** übrig. Bei oraler Einnahme mag dieser Wert etwas höher liegen. Viel Vitamin C ist aber sicherlich nicht mehr vorhanden. Die Verabreichung dieser Einmaldosis muss also zwangsläufig schon wirkungslos bleiben. Diese Tatsache ist weitgehend unbekannt.
2. Sind wir gesund, so befinden sich unsere Gewebsflüssigkeiten in einem „reduzierten" Zustand. Im Krankheitsfall – Infektion! – ist es genau umgekehrt. Unser Körper befindet sich in einem „oxidierten" Zustand. Man kann das sogar messen. Ein Maß dafür, wie gesund oder krank man ist, ist das Verhältnis von Vitamin C (reduzierte Form = gesund) zu Dehydroascorbinsäure (oxidierte Form = krank) im Blutplasma: Im gesunden Zustand ist dieser Wert recht hoch und beträgt ungefähr 15. Im Krankheitsfall, wie einer schweren Infektion, kann dieser Wert bis auf 1 absinken. Bei Werten von 0,5 oder darunter tritt der Tod ein (Stone 1972(B)). Dieser Wert kann nur erhöht werden, wenn große Mengen Vitamin C zugeführt werden. Der Spruch: „An apple a day keeps the doctor away", könnte also tödlich sein! Die antioxidative Wirkung von Vitamin C ist vereinfacht auf der nächsten Seite dargestellt.

Vereinfachte Übersicht: Vitamin C als Antioxidans *

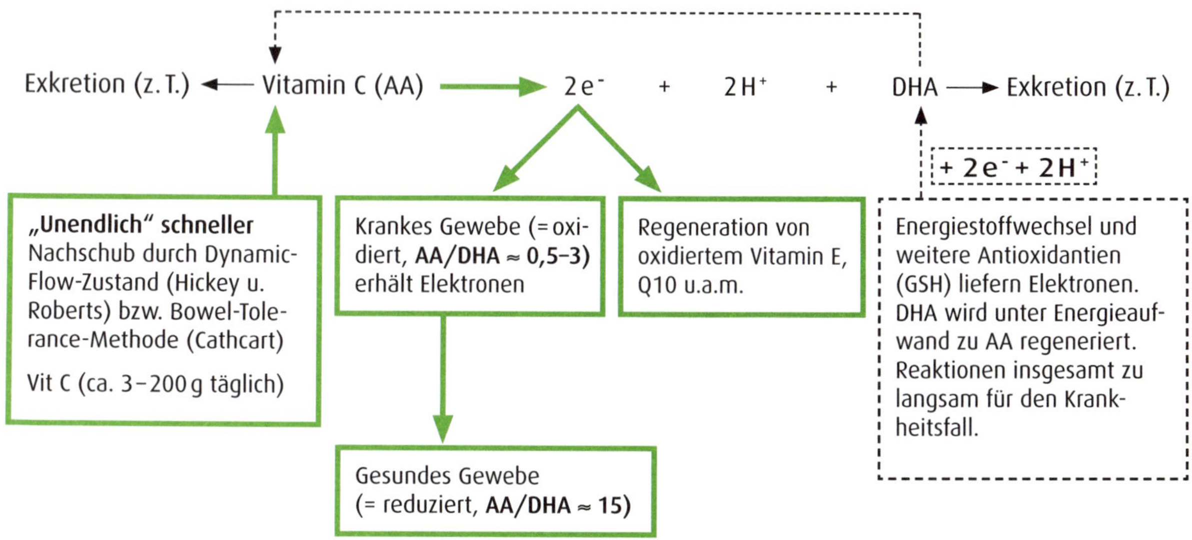

Schwarz gestrichelter Pfad: Vorsicht! Keine Abwehr von Krankheiten bzw. keine schnelle Genesung. 5-am-Tag-Ernährung heißt schwarzer Pfad.

Grüner Pfad: Super! Abwehr von Krankheiten bzw. schnelle Genesung. Extra Vitamin C heißt grüner Pfad.

DHA: Dehydroascorbinsäure (= oxidiertes Vitamin C)

* Klante (2011)

Die von mir im *Modell* ermittelten Mengen von **15 bis 50 g** Vitamin C pro Tag je nach Schwere der Erkältung finden sich durchaus in der Literatur (zum Beispiel Cathcart 1981, Hemilä 1999(A)) wieder. Dort wurden mit etwa 35 g Vitamin C pro Tag ähnliche Werte aus Jahrzehnte langen Praxisbeobachtungen an Tausenden von Patienten und durch eine Extrapolation anderer Messwerte ermittelt.

Es gibt zahlreiche Untersuchungen, die zum Beispiel bei Hemilä besprochen werden. Die ausführliche Behandlung würde Dutzende von Seiten füllen. Hier das Wichtigste knapp zusammengefasst:

Bei Kindern ergibt sich eine verkürzte Krankheitsdauer von 13 Prozent bei 1 g Vitamin C pro Tag, beziehungsweise 26 Prozent bei 2 g Vitamin C pro Tag. Höhere Dosierungen würden sehr wahrscheinlich noch besser wirken. Aufgrund eines mehrfachen Körpergewichtes haben diese Mengen bei Erwachsenen natürlich einen geringeren Schutzeffekt. In vielen Studien wurden für Erwachsene dennoch viel zu niedrige Dosierungen von meistens nur 1 g pro Tag verwendet, so dass sich oft kein oder nur ein geringer Nutzen von Vitamin C zeigte – Erkältungsdauer: Minus 7 Prozent. Van Straten (2002) konnte in seiner Studie durch Verabreichung von 2 mal 500 mg täglich die Erkältungsdauer um etwa 40 Prozent verkürzen.

Ein hoher Zuckerkonsum oder die Tatsache, dass ein Virus in einem Jahr etwas aggressiver ist als in den vorangegangenen Jahren, kann dazu führen, dass die grenzwertig niedrigen Dosierungen von 1 bis 3 g Vitamin C täglich wirkungslos bleiben. Bei Dosierungen von durchschnittlich 4 g täglich ergab sich im Mittel eine 20-prozentige Verbesserung, wobei die Heftigkeit des Infekts um 30 bis 50 Prozent geringer war. Eine Menge von 2 g Vitamin C konnte die Anzahl der Lungenentzündungen um 85 Prozent verringern (Hemilä 1999 (B)). Dieses Ergebnis alleine rechtfertigt schon die Einnahme von Vitamin C bei Erkältungen!

Es ist wie immer alles eine Frage der Dosis. Ich persönlich halte Mengen von unter 10 g Vitamin C pro Tag bei Erkältungen für schlichtweg „lächerlich". Von einer Studie (Audera, Douglas et al. 2001) wurde behauptet, sie habe endgültig bewiesen, dass Vitamin C bei Erkältungen keinen Nutzen hat. Diese Studie war jedoch geradezu stümperhaft durchgeführt worden. So erhielten die Probanden nur 1 oder 3 g Vitamin C pro Tag, also viel zu wenig, und sollten mit der Behandlung auch erst nach dem Auftreten von zwei Erkältungssymptomen beginnen, was erst nach über 10 Stunden – 11,6 beziehungsweise 10,2 Stunden – der

Fall und damit viel zu spät war. Außerdem sollten die Probanden das Vitamin C nur 3 Tage einnehmen, was viel zu kurz war. Mit diesen Kriterien können Sie jede negative Vitamin C-Studie in der Luft zerreißen. Denn mindestens eines der Kriterien wurde bei diesen Studien nicht erfüllt. Wer sich über einen fehlenden Nutzen von Vitamin C wundert, ist einfach nur naiv. Mit derselben Logik könnte man dann auch Antibiotika, Kortison oder andere Medikamente in so geringer Dosis und nur für so kurze Zeit verabreichen, dass keine Wirkung eintritt. Nur ein Tor würde dann behaupten, diese Medikamente seien unwirksam. Bei den Vitaminen ist es aber offensichtlich ganz normal, Minidosen zu verwenden, und dann zu behaupten, sie wirkten nicht. Eine absolut falsche Schlussfolgerung! Aber es ist genau diese Art von Studien, die es immer wieder wie zufällig in die erste Reihe der Nachrichten schaffen. Wenn Sie also in Zukunft wieder passend zur kalten Jahreszeit wohl platziert in den verschiedenen Medien mitgeteilt bekommen, Vitamin C helfe nicht bei Erkältungen, wissen Sie es besser und können sich fragen, wem solche Nachrichten wohl helfen.

Ich möchte Ihnen nun meine erfolgreichen Therapien gegen leichte und schwerere Erkältungen vorstellen, die ich im Laufe der Jahre immer weiter entwickelt habe. Bei schwereren Erkältungen sind oft bis zu 10 Tage lang 30 bis 35 g Vitamin C täglich nötig, wobei die Zinkmenge nicht erhöht werden sollte. Bei sehr schweren Erkältungen und Grippe sind Mengen von 60 bis 100 g oder mehr Vitamin C täglich nichts Ungewöhnliches. Grundsätzlich gilt für die Vitamin C-Einnahme: Eher etwas mehr und länger, als zu kurz und zu wenig. Dieser Ratschlag wäre bei Medikamenten fatal. Beim Vitamin C ist er genau richtig.

Meine Therapie gegen leichte Erkältungen

Tag	Vitamin C	Zink
1.	15 g (10 × 1,5 g) + 5 g Initialdosis	75 mg (5 × 15 mg)
2.	15 g	75 mg
3.	12 g	60 mg
4.	10 g	50 mg
5.–6.	8 g	50 mg
ab dem 7.	5 g	30 mg

In den ersten beiden Tagen sollte komplett auf Zucker und Weißmehlprodukte verzichtet werden, weil sie die Wirkung von Vitamin C schwächen. Bei dieser Therapie habe ich, wenn überhaupt, am ersten Tag eine sehr schwache Symptomatik. Am zweiten Tag merke ich definitiv nichts mehr. Das Virus in mir bleibt aber weiter gefährlich, so dass ein vorzeitiger Therapieabbruch zu einem Rückschlag führen könnte. Kommt die Symptomatik bei Dosisreduktion zurück, muss die Vitamin C-Menge sofort wieder erhöht werden.

V.13

Herpes simplex: Mit dem werden wir auch noch fertig

Jeder kennt ihn, keiner mag ihn: Herpes simplex. Dieses Virus verursacht die äußerst unangenehmen Lippenbläschen. In schweren Fällen können aber durch Schmierinfektion auch große Gesichtsteile oder andere Körperbereiche befallen sein. Wenn Sie von diesem Virus ständig belästigt werden, drehen Sie den Spieß ab heute um! Es hat sich gezeigt, dass die Aminosäure Lysin eine günstige und die Aminosäure Arginin eine ungünstige Rolle bei der Bekämpfung des Virus spielen. Üblicherweise verwendet man bei diesem Leiden eine Lippensalbe mit dem Wirkstoff Aciclovir. Die Substanz wirkt jedoch nur ganz zu Beginn des Virusbefalls und selbst dann oft nur eingeschränkt. Sobald die Bläschen aufgegangen sind, entfällt die Wirkung. Ich habe sehr gute Erfahrungen mit Lysin gemacht, was auch noch wirkt, wenn man mal zu lange gewartet hat und die Lippenbläschen offen sind. Meine Vorschläge für die tägliche Nahrungsergänzung:

Nährstoffe gegen Herpes

Vorbeugung:

- Vitamin C: 3 bis 5 g
- Zink: 30 mg
- Lysin: 1 g

Wenn Sie sehr empfindlich sind, versuchen Sie Nüsse, Schokolade und Süßspeisen mit Gelantinezusatz (Gummibärchen) zu vermeiden, diese Lebensmittel enthalten viel Arginin, was die Vermehrung von Herpesviren begünstigt.

Therapie (jeweils täglich):

- Vitamin C: 5 bis 10 g oder mehr
- Zink: 50 mg
- Lysin: 3 bis 6 mal 1 g zwischen den Mahlzeiten

- Vitamin E-Kapsel (400 I. E.): anstechen und das Öl dreimal täglich auf die befallene Stelle auftragen oder
- Vitamin E-Salbe: 9 bis 10 Kapseln mit 400 I. E. anstechen und das Öl in 100 g Vaseline anrühren und nach belieben auftragen

V.14

Multiple Sklerose: Vitaminprogramm aus Kanada kann helfen

Die Erkrankung geht einher mit einer Demyelinisierung von Nervenfasern. Dabei wird die fettartige Ummantelung der Nerven zerstört. Als Ursache wird unter anderem eine Infektion mit einem sogenannten Slow-Virus diskutiert, der erst nach Jahren oder Jahrzehnten die typischen Symptome, wie zum Beispiel Hirnnervenausfälle, Sensibilitätsstörungen, spastische Lähmungen und anderes mehr auslöst. Bei schweren Verläufen endet diese Krankheit immer im Rollstuhl. Im akuten Schub sind hohe Dosen Kortison sinnvoll. Aber man kann viel mehr machen. Bei MS spielen chronisch-entzündliche Prozesse im Krankheitsverlauf eine bedeutende Rolle. Deshalb setzt man bei MS auch Omega-3-Fettsäuren ein, die diese entzündlichen Vorgänge abschwächen (Beluzzi 2001, Gallai 1995). Mit Fischölen lässt sich das schubfreie Intervall verlängern. Es gibt noch weitere Nährstoffe, die diese Krankheit positiv beeinflussen können.

Ich möchte Ihnen das Nährstoffprogramm, das der kanadische Arzt Dr. A. Hoffer (2008(B)) bei MS erfolgreich angewendet hat, mit Ergänzungen vorstellen.

Tägliche Nährstoffe bei MS:

- Niacin oder Niacinamid: 500 bis 1 000 mg
- Vitamin C: 3 g oder mehr
- Vitamin D_3: 5 000 bis 10 000 I. E.
- Vitamin B: 100-Komplex oder 2 mal 50-Komplex
- Zink: 30 mg
- Omega-3-Fettsäuren (EPA/DHA): 1 g*

* Die Menge an Omega-3-Fettsäuren halte ich für zu gering. Ich würde mindestens 4,5 g täglich einnehmen. Zusätzlich empfehle ich eine strenge Vermeidung von Zucker und Omega-6-Fettsäuren. Darüber hinaus sind 800 bis 1 200 I. E. Vitamin E täglich sinnvoll.

VI

Einfach gesünder leben

„Man entdeckt keine neuen Erdteile, ohne den Mut zu haben, alte Küsten aus den Augen zu verlieren."

ANDRÉ GIDE [französischer Schriftsteller und Nobelpreisträger, 1869 – 1951]

VI.1

Starten Sie Ihr Vitaminprogramm

In diesem Teil des Buches möchte ich Ihnen mein Vitaminprogramm für Einsteiger vorstellen. Wenn Sie in keine der Kategorien aus Kapitel 5 fallen und die Mehrzahl der folgenden Beschreibungen auf Sie zutrifft, dann ist dieses Programm genau richtig für Sie.

- ✔ Sie sind gesund und nehmen keine Medikamente oder Verhütungsmittel ein.
- ✔ Sie schlafen meistens gut.
- ✔ Sie haben wenig Stress.
- ✔ Sie sind Nicht- oder nur Gelegenheitsraucher.
- ✔ Sie trinken nur hin und wieder am Wochenende Bier oder Wein.
- ✔ Sie essen zwar häufig Obst und Gemüse, aber nicht fünfmal täglich.
- ✔ Sie essen selten oder gar keinen Fisch.
- ✔ Sie bewegen sich regelmäßig, ohne zu übertreiben.
- ✔ Sie mögen Süßes, aber halten Maß.

VI.1.1

Mein Einsteiger-Vitaminprogramm für Sie

Es baut auf den meiner Meinung wichtigsten Nahrungsergänzungsmitteln auf, den Omega-3-Fettsäuren Eicosapentaen- und Docosahexaensäure (EPA und DHA) und Vitamin C. Das sind die wichtigsten Substanzen, um gesund zu bleiben. Zur Verstärkung der beiden Substanzen kommt die Einnahme von Vitamin E, Zink und Selen dazu. Um das Programm abzurunden, empfehle ich B-Vitamine und Vitamin D_3.

- ✔ Vitamin C: 2 bis 3 g, verteilt auf viermal am Tag oder 1 bis 2 Time-Release-Kapseln
- ✔ Omega-3-Fettsäuren (EPA und DHA)[1] : etwa 1 g
- ✔ Vitamin E: 200 bis 400 I. E.
- ✔ Zink: 15 bis 25 mg
- ✔ Selen: 100 bis 200 µg
- ✔ Vitamin B-Komplex[2]: mindestens 100 mg Vitamin B_3, 25 mg Vitamin B_6, Folsäure 400 µg
- ✔ Vitamin D_3: 500 – 1 000 I. E.

1 Die Kapseln enthalten in der Regel 500 oder 1 000 mg Fischöl, der Anteil an den wichtigen Omega-3-Fettsäuren EPA und DHA sollte 30 Prozent betragen und eine Kapsel damit 150 und 300 mg der jeweiligen Omega-3-Fettsäuren enthalten. Bitte überprüfen Sie unbedingt die Herstellerangaben auf der Verpackung. Für das Basisprogramm müssten Sie dann etwa 6 bis 7 kleine oder 3 große Fischölkapseln täglich einnehmen.

2 Ein zusätzliches Vitamin B-Komplex Präparat ist wichtig, um unter anderem den Homocysteinspiegel zu senken. Es sollte **mindestens** die oben erwähnten Mengen enthalten.

VI.1.2

Wo kaufe ich was besonders günstig?

Grundsätzlich gilt: Vitamin C-Pulver, Vitamin E-Kapseln, Vitamin D_3 sowie Fischöl in Kapseln oder flüssig sind preiswert in verschiedenen Einkaufsmärkten zu haben. Hoch dosierte Nahrungsergänzungsmittel sind in Deutschland in Einkaufsmärkten nicht erhältlich und müssen im Internet bestellt werden. In Sachen Nahrungsergänzungsmittel ist Deutschland im Vergleich zu den Niederlanden, USA oder Großbritannien noch weitgehend Entwicklungsland. Zufall? Die folgende Tabelle gibt preiswerte Quellen für die jeweiligen Nahrungsergänzungsmittel an (Stand Juli 2011).

Nährstoff	Quelle
Vitamin C-Pulver (100 g)	DM, Rossmann, Apotheken (< 2 €)
Fischöl Kapseln	Aldi, Lidl, DM
Fischöl (flüssig)	www.lachsoel-bremerhaven.de
Vitamin E (400 I. E.)	Aldi, Rossmann
Vitamin D_3	In Apotheken gibt es 100 Tbl. mit 1 000 I. E. für unter 8 €
Vitamin C als Calciumascorbat, Vitamin E als Tocotrienole und Tocopherol-Gemisch, Vitamin D_3, B-Vitamine, Multimineralien, Zink, Selen, Lysin, Tryptophan, Boswellia, R-alpha-Liponsäure etc.	www.bioell.de* www.ihre-praevention.de* www.basichealth.com www.seuren-health.com www.nutritio-shop.com www.body-attack.de

*Nährstoff-Granulate, die individuell gemischt und hoch dosiert werden können; im Internet und spezialisierten Apotheken erhältlich.

VI.2

Nützliches und Praktisches für den Alltag

Im vorangegangenen Kapitel haben Sie erfahren, wo Sie Ihre Vitamine und weitere Nahrungsergänzungen kaufen und in welchen Dosierungen Sie sie einnehmen können. In diesem Kapitel geht es mir darum, Ihnen praktische Tipps für Einkauf und Küche vorzustellen. Es gibt im Warensortiment und bei der Deklaration einige Fallstricke, über die Sie nicht stolpern sollten.

Zucker

Zucker zu vermeiden, ist eine von zwei Regeln, die ich für enorm wichtig halte. Auf vielen Produkten steht aber in der Zutatenliste nicht Zucker, sondern so etwas wie Glucose, Fructose, Saccharose, Sucrose, Maltose etc. Als Faustregel gilt: Alles was auf „ose" endet und weit vorne in der Zutatenliste steht, zeigt an, dass viel Zucker enthalten ist. Versuchen Sie, solche Produkte nur selten zu essen.

Omega-6- und Omega-3-Fettsäuren

Die zweite wichtige Regel lautet: Sie sollten möglichst viel Omega-3- und gleichzeitig sehr wenig Omega-6-Fettsäuren zu sich nehmen.

Fette und Öle:

Erlaubt sind kalt gepresstes Lachs-, Lein-, Oliven-, Raps- und Walnussöl, Butter sowie Remoulade mit Rapsöl. Bei den Margarinesorten müssen Sie die Deklaration studieren. Das Verhältnis von Omega-6-Fettsäuren zu Omega-3-Fettsäuren sollte nicht mehr als 5 zu 1 betragen. Wenn dies nicht ersichtlich ist, kaufen Sie die Margarine nicht. Lachs- und Leinöl sollten Sie auf keinen Fall erhitzen, sie werden sehr schnell „zerstört". Die Haltbarkeit dieser empfindlichen Öle können Sie erhöhen, in dem Sie pro Flasche ein bis zwei Kapseln Vitamin E mit 400 I. E. dem Öl zugeben – vorher anstechen!

Wenn Sie mit Butter braten wollen, geben Sie etwas Olivenöl hinzu. Das verhindert, dass die Butter braun wird. Der Buttergeschmack bleibt jedoch erhalten. Oder nehmen Sie Butterfett (siehe auch Kapitel 6.3).

Verzichten Sie auf alle anderen Fette und Öle wie Sonnenblumen-, Maiskeim-, Distel-, und „Pflanzenöl". Hinter der allgemeinen Bezeichnung Pflanzenöl verbirgt sich eine Mischung verschiedener Öle, die aber immer zu viel Omega-6-Fettsäuren enthalten.

Fischdauerwaren:

Räucherfisch – Lachs, Forelle und Makrele – ist eine hervorragende Quelle für Omega-3-Fettsäuren. Es gibt beim Räucherlachs allerdings Sorten mit sehr niedrigen Anteilen davon bezogen auf den Gesamtfettgehalt (≤ 10 Prozent). Diese Sorten sollte man nicht kaufen. Als Faustregel für einen guten Räucherfisch gilt: Omega-3-Fettsäure-Anteil von 15 Prozent oder mehr bezogen auf den Gesamtfettgehalt. Achten Sie also immer auf das Verhältnis. Leider fehlen diese Angaben oft auf der Verpackung. Ich kaufe dann meistens nicht oder nehme Wildlachs. Manchmal muss man aber einfach auf gut Glück den Räucherfisch unverpackt an der Fischtheke kaufen.

Auch Fischkonserven können eine gute Quelle für Omega-3-Fettsäuren sein, wenn die beigefügten Saucen frei oder arm an Omega-6-Fettsäuren sind. Thunfisch in Pflanzenöl ist absolut tabu. Kaufen Sie Thunfisch in Salzwasser, lassen ihn zu Hause abtropfen und fügen dann Oliven- oder Rapsöl hinzu. Hering und Makrele in Sauce – Tomate, Curry, Senf – sind Klassiker und schmecken sehr gut. Wenn in der Zutatenliste Pflanzenöl steht, lassen Sie die Konserve stehen. Die Auswahl schrumpft dann leider beträchtlich. Wenn Pflanzenöl weit hinten in der Zutatenliste aufgeführt ist, sind Omega-6-Fettsäuren in geringer Menge enthalten, und man kann solche Produkte hin und wieder verzehren. Bei einem Discounter gibt es „Makrele in Tomatensauce" ohne Pflanzenöl und mit einer vorbildlichen Deklaration der Fettzusammensetzung. Eine dieser kleinen Konserven liefern über 3 g Omega-3-Fettsäuren. Wenn Sie so etwas regelmäßig essen, brauchen Sie keine Fischölkapseln!

Matjeshering in „wertvollem" Pflanzenöl, das liest man manchmal in den Kühlregalen der Supermärkte. Sie wissen es mittlerweile besser, daran ist nichts Wertvolles. Einige Supermarktketten bieten dieses gesunde Lebensmittel erfreulicherweise mit Rapsöl an.

Eier: Siehe 6.3

Carotinoide

Carotinoide sind Farbstoffe und verleihen vielen Gemüse- und Obstsorten ihr prächtiges Aussehen. Carotinoide haben Krebs hemmende und antioxidative Eigenschaften. Die bekanntesten Vertreter sind β-Carotin – Provitamin A, zum Beispiel enthalten in Möhren und Broccoli – sowie Lycopin in Tomaten. Um möglichst viel von diesen wichtigen Nährstoffen mit der Nahrung aufzunehmen, müssen Sie Möhren und Tomaten klein schneiden, etwas Öl unterrühren – Carotinoide sind fettlöslich – und erhitzen. Weil Carotinoide oft sehr fest in den Pflanzenzellen sitzen, kann Rohkost keine nennenswerten Mengen liefern.

Grüner Tee

Grüner Tee ist reich an Antioxidantien und enthält L-Theanin, eine Aminosäure, die Sie tagsüber gelassener und aufmerksamer macht und nachts guten Schlaf befördert. Grüner Tee enthält darüber hinaus sehr viele Krebs hemmende Substanzen, die man unter der Sammelbezeichnung Catechine zusammenfasst. Das wirksamste Catechin ist das Epigallocatechin-3-gallat (EGCG), dessen Wirksamkeit alleine aber geringer ist, als mit anderen Catechinen zusammen. Bei grünem Tee sollte man aus zwei Gründen japanischen dem chinesischen vorziehen. Japanischer grüner Tee enthält mehr Catechine und ist darüber hinaus weniger mit Schadstoffen belastet. Die Umweltstandards sind in Japan einfach höher als zum Beispiel in China, wo Pestizide und Herbizide im Übermaß verwendet werden. Um ein Maximum an Wirkstoffen aus dem Tee zu extrahieren, müssen die Blätter 8 bis 10 Minuten in heißem Wasser ziehen. Pro Tasse mit etwa 2 g Tee erhält man so ungefähr 90 mg EGCG, beziehungsweise etwa 500 mg Gesamtpolyphenole. Sie dürfen allerdings auf keinen Fall Milch hinzugeben, da dies zum vollständigen Wirkungsverlust der Catechine führt.

Ich empfehle die Sorte Sencha I. Sie hat einen sehr hohen Catechingehalt und ist noch bezahlbar. Die Sorten Sencha-Uchiyama und Gyokuro sind sehr teuer, haben aber auch einen etwas höheren Catechingehalt. Wenn Sie grünen Tee nicht mögen, können Sie auf Nahrungsergänzungsmittel ausweichen. Achten Sie auf einen hohen EGCG-Gehalt und das andere Catechine ebenfalls enthalten sind.

VI.3

Zehn Ernährungsirrtümer

1. Falsch ist: Alle gesättigten Fette sind schlecht

Stearinsäure – in dunkler Schokolade enthalten – und sogenannte mittelkettige Fettsäuren erhöhen nicht das „liederliche", „schlechte" LDL-Cholesterin. Stearinsäure wird in der Leber sehr schnell zur Ölsäure – Hauptbestandteil des Olivenöls – umgewandelt und ist somit ungefährlich.

2. Falsch ist: Eier sind ungesunde Lebensmittel

Nein! Verringert man das Gesamtcholesterin in der Nahrung von einer hohen Zufuhr von 600 mg auf eine normale Zufuhr von 300 mg täglich, zum Beispiel durch den Verzicht von Eiern – 1 Ei enthält etwa 300 mg – reduziert sich das „liederliche", „schlechte" LDL-Cholesterin im Blut lediglich um 7 mg/dl – zum Beispiel von 120 auf 113 mg/dl. Eier vom Speiseplan zu streichen, lohnt sich also nicht. Das wäre auch schlecht, denn Eier sind eine gute Quelle für Vitamin A, Biotin, Cystein und Cholin. Mittlerweile gibt es Omega-3-Eier, die pro 100 g essbaren Anteil 1 g Omega-3-Fettsäuren und eine erhöhte Selenmenge enthalten. Wenn Sie 10 g Vitamin C täglich zu sich nehmen, können Sie so viele Eier essen wie Sie wollen. Also öfter mal ein leckeres Ei!

3. Falsch ist: Margarine ist besser als Butter

Die herkömmlichen Margarinesorten enthalten sehr viel Omega-6-Fettsäuren und schmälern somit die Wirkung von Omega-3-Fettsäuren aus anderen Lebensmitteln. Butter ist in dieser Hinsicht neutral.

4. Falsch ist: Mit Olivenöl kann man nicht braten

Doch, kann man! Sicherlich nicht alles, aber grundsätzlich ist das kein Problem. Man kann auch mit dem höher erhitzbaren Butterfett anbraten und gibt dann Olivenöl zu. Zum Frittieren sollte man kein Olivenöl nehmen. Da ist das ungehärtete Palmfett besser. Das köstlich aromatische – und leider auch sehr teure –

Olivenöl gehört auf jeden Fall immer auf Gemüse und Salate, damit deren Inhaltstoffe besser aufgenommen und verwertet werden.

5. Falsch ist: Obst macht nicht dick

Wer eine Obstdiät machen will, könnte eine böse Überraschung erleben. Es gibt Obstsorten, die haben sehr hohe Zuckergehalte – zum Beispiel Weintrauben, und Honigmelone – und fördern die Fettsäuresynthese, wie wir in Kapitel 1 gesehen haben.

6. Falsch ist: Süßstoffe sind Krebs erregend

Ein oder zwei Portionen Süßstoff-haltiger Produkte täglich – Limo, Kaugummi, Schokolade, Joghurt – sind unbedenklich. Bemerkenswert ist der Süßstoff Stevia. Diese Pflanze wird seit Jahrhunderten in Süd- und Mittelamerika verwendet und ist 300 mal süßer als Zucker, aber kalorienfrei und auch für Diabetiker geeignet.

7. Falsch ist: Cholesterinfreies Öl ist was Besonderes

Ein toller Werbegag. Jedes Öl, ob billig oder teuer ist praktisch cholesterinfrei. Lassen Sie sich also nicht verschaukeln.

8. Falsch ist: Bioprodukte sind immer besser als normale Lebensmittel

Leider nicht. In der Vergangenheit wurde der Verbraucher mehrmals enttäuscht. In einigen Untersuchungen (siehe Stiftung Warentest) gab es bei Olivenöl, Räucherlachs und anderen Produkten oft unerwartete Ergebnisse. Die Billig-Discounter schnitten meist gut ab. Wer allerdings die Zutaten für sein Essen beim Produzenten in der Region kaufen kann, verlässliche Angaben zum Herstellungsprozess hat oder im Garten selbst anbaut, ist mit Bio bestens bedient.

9. Falsch ist: Obst und Gemüse kann man durch Säfte ersetzen

Besser nicht. Es sollte täglich nur eine Obst- oder Gemüseportion durch einen Saft ersetzt werden. Säfte enthalten meistens Zucker und haben vor allem keine Ballaststoffe. Außerdem entfällt das Kauen, so dass kein Sättigungsgefühl entsteht. Man könnte also zu viele Kalorien zu sich nehmen.

10. Falsch ist: Alle Lebensmittelzusatzstoffe sind ungesund

Die Zutatenangaben von Lebensmittelverpackungen enthalten oft eine Liste mit so genannten E-Nummern. Darunter befinden sich zum Beispiel E 300 bis 302 und 304 – das ist Vitamin C – oder E 306 bis 309 – das ist Vitamin E. Beide Vitamine halten Lebensmittel auf natürliche Weise länger frisch. Der Lebensmittelfarbstoff Riboflavin – das ist Vitamin B_2 – ist ebenfalls völlig unbedenklich. Es gibt allerdings Zusätze, die man meiden sollte. Das sind zum Beispiel synthetische Antioxidantien – E 310 bis 312, und 320 bis 321. Bei bestehenden Allergien muss man besonders umsichtig sein. Die Bedeutung von Lebensmittelinhaltsstoffen können Sie in Broschüren der Verbraucherzentralen oder im Internet nachlesen.

VI.4

Vitamine und Anekdoten

In den letzten 20 Jahren habe ich manche kuriose Geschichte mit meinen Vitaminen erlebt, die mich ja rund um die Uhr und auf allen Reisen begleiten.

Vitamine und Partys sind die klassische Kombination für Missverständnisse. Um lange Disconächte gut zu überstehen, hatte ich in meiner Jugend immer Vitamin- und Magnesiumtabletten dabei. Des Öfteren wurde ich gefragt, ob ich nicht eine von den „Gelben“ verkaufen könnte. Natürlich habe ich gesagt, dass es sich nur um Vitamine handelte, doch das hielten viele für einen Scherz.

Beim Eintritt in ein Fußballstadion in England entdeckten die Bobbies bei der „Leibesvisitation“ meine Packung Vitamin B-50-Komplex. Die wollten sie mir abnehmen, sie meinten, ich könnte mit der Verpackung jemanden am Kopf treffen. Als ich den Bobbies erzählte, dass es wohl ziemlicher Unfug sei, mit Vitaminverpackungen nach Menschen zu werfen, ließ man mich und meine Vitamine ins Stadion.

Vitamine und „schön-essen-gehen“ sind auch so eine Sache. Meine Begleitungen baten mich oft, nicht alles so „offensichtlich“ zu machen. Was die Leute wohl denken würden? Wahrscheinlich dachten sie: „Oh jeh. Der arme junge Mann muss schon so viele Pillen schlucken!“. Ich denke aber immer nur, ich bin topfit! Und Sie?

Dieses Buch schrieb ich zum Teil während eines Urlaubs in Ägypten. Es kam, wie es kommen musste, bei einem Einkauf fiel mir eine Vitamintablette, die ich in einen Teefilter gewickelt hatte, auf den Boden. Der ägyptische Verkäufer und die Kunden lächelten nur. Den Hinweis, dass es sich um Vitamine handelt, hätte ich mir sparen können. Es wirkte wie eine billige Ausrede.

Dass ich bisher noch nie mit auf einer Polizeiwache gelandet bin, ist vielleicht Glück, aber wer weiß, was in den nächsten 50 Jahren noch passiert.

VI.5

Schlussbemerkung

Nun sind Sie durch mit dem Buch und fühlen sich hoffentlich gut informiert. Wenn Sie Ihr eigenes Vitaminprogramm starten, gehen Sie am besten schrittweise vor. Überfordern Sie sich nicht damit, alle Maßnahmen in einer Woche umsetzen zu wollen. Am Ende werden es vielleicht drei bis fünf Punkte sein, die Sie in Ihren Alltag aufnehmen. Es würde mich freuen.

Ein persönlicher Tipp noch: Sie werden in den Medien fast ausschließlich negative Berichte über Vitamine lesen und hören. Die Befürworter einer Nahrungsergänzung unter den Wissenschaftlern werden selten eingeladen, sich zu äußern. Sie werden also hören und lesen, dass Vitamine in höheren Dosierungen nutzlos oder gar schädlich seien. Dass Vitamine im Vergleich zu Medikamenten aber viel sicherer, und weniger toxisch sind und darüber hinaus einen großen therapeutischen Spielraum haben, bevor überhaupt erste, geringe Nebenwirkungen auftreten, lässt man ebenso wie zahlreiche positive Studien unter den Tisch fallen. Aufgeführt wird ein Spiel mit der Angst, als ob man den Bürger um jeden Preis von der Einnahme von Vitaminen in den optimalen Dosen abhalten müsste. Prominente und Experten verbreiten, was sie meist nicht einmal selbst ausprobiert haben. Wenn Sie Gelegenheit haben, mit Menschen zu sprechen, die so vehement gegen Vitamine sind, dann fragen Sie sie mal, ob sie einen Fachartikel oder ein Fachbuch im Original gelesen haben. Ihr Wissen haben diese Leute fast immer aus zweiter oder dritter Hand. Und sie zitieren Studien, in denen viel zu geringe Vitamin-Mengen verwendet wurden, die insgesamt fragwürdig sind oder die in verzerrender Weise dargestellt werden. Lassen Sie sich nicht beirren. Dieses Buch hat Ihnen die Informationen gegeben, selber zu entscheiden, ob zusätzliche Vitamine für Sie sinnvoll sind.

In diesem Sinne wünsche ich Ihnen viel Gesundheit, Spaß und manch' eigene Anekdote. Und sollten Sie mit Ihrem eigenen Vitaminprogramm starten, dann bin ich gespannt darauf zu hören, wie es Ihnen damit ergeht.

Ihr Dirk Klante

Literatur

ABATE A, YANG G, DENNERY PA, ET AL.: *Synergistic Inhibition of Cyclooxygenase-2-Expression By Vitamin E and Aspirin*, Free Radical Biology & Medicine, 2000: 29(11): 1135-1142

ALOIA JF, PATEL M, DIMAANO R, ET AL.: *Vitamin D intake to attain a desired serum 25-hydroxyvitamin D concentration,* American Journal of Clinical Nutrition, 2008: 87: 1952-1958

AMES BN, ELSON-SCHWAB I, SILVER EA.: *High-dose vitamin therapy stimulates variant enzymes with decreased coenzyme binding affinity (increased K_m): relevance to genetic disease and polymorphisms,* American Journal of Clinical Nutrition, 2002: 75: 616-658

ARIZA-ARIZA R, MESTANZA-PERALTA M, CARDIEL MH.: *Omega-3 fatty Acids in rheumatoid Arthritis: An Overview,* Seminars in Arthritis and Rheumatism, 1998: 27: 366-370

ATBC: The Alpha-Tocopherol, Beta Carotene Cancer Prevention Study Group: *The effect of Vitamin E lung cancer and other cancers in male smokers,* New England Journal of Medicine, 1994: 330:1029-1035

AUDERA C, PATULNY RV, SANDER BH, DOUGLAS RM.: *Mega-Dose vitamin C in treatment of the common cold: a randomised controlled trial,* Medical Journal of Australia, 2001: 175: 359-362.

BELUZZI A, BRIGNOLA C, CAMPIERI M, ET AL.: *Effect of an Enteric Coated Fish-Oil Preparation on Relapses in Crohn's Disease.* New England Journal of Medicine, 1996: 334: 1557-1560

BELUZZI A.: *N-3 and n-6 fatty acids for the treatment of autoimmune diseases,* European Journal of Lipid Science, 2001: 103: 399-407

BELUZZI A.: *Polyunsaturated fatty acids (n-3PUFAs) and inflammatory Bowel disease (IBD): pathogenesis and treatment,* European Review for Medical and Pharmacological Science, 2004: 8: 225-229

BENDICH A, LANGSETH L.: *The Health Effects of Vitamin C Supplementation: A Review,* Journal of the American College of Nutrition, 1995: 14(2): 124-136

BISCHOFF SC, MANNS MO.: *Probiotika, Präbiotika und Synbiotika,* Deutsches Ärzteblatt, 2005: Jg. 102: Heft 11

BLECH J.: *„Giftkur ohne Nutzen",* Der Spiegel, 2004: 41

BOROVNICAR A, KEBER I, RUKAVINA AS, ET AL.: *Improvement of early functional atherosclerotic changes in males with hypercholesterolemia after Vitamin E supplementation,* European Journal of Physiology, 2000: 440: R126-R128

BROUGHTON KS, JOHNSON CS, PACE BK, ET AL.: *Reduced asthma symptoms with n-3 fatty acid ingestion are related to 5-series Leukotriene production,* American Journal of Clinical Nutrition, 1997: 65: 1011-1017

CAMERON E, PAULING L.: *Supplemental ascorbate in the supportive treatment of cancer: Prolongation of survival times in terminal human cancer,* Proceedings of the National Academy of Science, USA, 1976: 73(10): 3685-3689

CAMERON E, PAULING L, LEIBOVITZ B.: *Ascorbic Acid and Cancer a Review,* Cancer Research, 1979: 39: 663-681

CANNER PL, BERGE KG, WENGER NK, ET AL.: *Fifteen year mortality in Coronary Drug Project patients: long-term benefit with niacin,* Journal of the American College of Cardiology, 1986: 8(6): 1245-1255

CARET: Omenn GS, Goodmann GE, Thornquist MD, ET AL.: *Effects of a Combination of Beta Carotene And Vitamin A on Lung Cancer And Cardiovascular Disease,* New England Journal of Medicine, 1996: 334(18):1150-1155

CARR AC, ZHU B, FREI B.: *Potential Antiatherogenic Mechanisms of Ascorbate (Vitamin C) and α-Tocopherol (Vitamin E),* Circulation Research, 2000: 87: 349-354

CASCIARI JJ, RIORDAN NH, SCHMIDT TL, ET AL.: *Cytotoxicity of ascorbic acid, lipoic acid and other antioxidants in hollow fibre in vitro tumors,* British Journal of Cancer, 2001: 84: 1544-1550

CATHCART RF.: *Vitamin C, Titrating to bowel tolerance, Anascorbemia, and acute induced scurvy*, Medical Hypotheses, 1981: 14: 423-433

CLELAND GL, MICHAEL JJ, NEUMANN MA, ET AL.: *Linoleate inhibits EPA incorporation from dietary fish-oil supplements in human subjects*, American Journal of Clinical Nutrition, 1992: 55: 395-399

CAVA RC, JAVIER AN.: *Correspondence To The Editor*, New England Journal of Medicine, 2007: 19: 1981

DANNO K, SUGIE N.: *Combination Therapy with Low-Dose Etretinate and Eicosapentaenoic Acid for Psoriasis Vulgaris*, Journal of Dermatology, 1998: 25: 703-705

DARLINGTON LG, STONE TW.: *Antioxidants and fatty acids in the amelioration of rheumatoid arthritis and related disorders,* British Journal of Nutrition, 2001: 85: 251-269

DEUTSCHE GESELLSCHAFT FÜR ERNÄHRUNG (DGE): *Referenzwerte für die Nährstoffzufuhr*. 1. Auflage Umschau Verlag, 2000; Frankfurt a. M.

DEUTSCHE GESELLSCHAFT FÜR ERNÄHRUNG E.V.: *Ernährungsbericht,* 2000; Frankfurt a. M.

DEVARAJ S, JIALAL I.: *α-Tocopherol Decreases Interleukin-1β Release From Activated Human Monocytes by Inhibition of 5-Lipoxygenase,* Arteriosclerosis Thrombosis and Vascular Biology, 1999: 19: 1125-1133

DROSSOS GE, TOUMPOULIS IK, KATRITSIS DG, ET AL.: *Is Vitamin C superior to diltiazem for radial artery vasodilation in patients awaiting coronary artery bypass grafting?,* Journal of Thoracic and Cardiovascular Surgery, 2003: 125(2): 330-335

DUFFY SJ, GOKCE N, HOLBROOK M, ET AL.: *Treatment of hypertension with ascorbic acid,* Lancet,1999: 354: 2048-2049

ELLIS JM, FOLKERS K, LEVY M, ET AL.: *Response of vitamin B_6-deficiency and the carpal tunnel syndrome to pyridoxine,* Proceedings of the National Academy of Science, USA, 1982: 79(23): 7494-7498

ELY JT: *Ascorbic Acid and Other Modern Analogs of the Germ Theory,* Journal of the Orthomolecular Medicine, 1999: 14(3): 143-156

FORTH W, HENSCHLER D, RUMMEL W, STARKE K.: *Allgemeine und Spezielle Pharmakologie und Toxikologie*, 6.Auflage, BI-Wiss.-Verlag, 1992; Mannheim, Leipzig, Wien, Zürich

GAEDE P, POULSEN HE, PARVING HH, ET AL.: *Double-blind, randomised study of the effect of combined treatment with vitamin C and E on albuminuria in type 2 diabetic patients,* Diabetic Medicine, 2001: 18: 756-760

GALLAI V, SARCHIELLI P, TREQUATTRINI A, ET AL.: *Cytokine secretion and eicosanoid production in the peripheral blood mononuclear cells of MS patients undergoing dietary supplementation with n-3 polyunsaturated fatty acids,* Journal of Neuroimmunology, 1995: 56: 143-153

GARLAND CF, GARLAND FC, EDWARD D, ET AL.: *The Role of Vitamin D in Cancer Prevention,* American Journal of Public Health, 2006: 96(2): 252-261

GERHARDT H, SEIFERT F, BUVARI P, ET AL.: *Therapy of active Crohn disease with Boswellia serrata extract H15,* Zeitschrift für Gastroenterology, 2001: 39(1): 11-17

GILL HS, GUARNER F.: *Probiotics and human health: a clinical perspective,* Postgraduate Medical Journal, 2004: 80: 516-526

GISSI-PREVENZIONE INVESTIGATORS: *Dietary Supplementation with n-3-polyunsturated fatty acids and vitamin E after myocardial infarction*, Lancet, 1999: 354: 447-455

GRIEVNIK L, ALETTA G, XIAODONG KE, ET AL.: *Double-Blind Intervention Trial on modulation of Ozone Effects on Pulmonary Function by Antioxidant Supplements,* American Journal of Epidemiology, 1999: 149(4): 306-314

GOLDBERG P, FLEMING M, PICARD E.: *Multiple Sclerosis: Decrease Relapse Rate through Dietary Supplementation with Calcium, Magnesium and Vitamin D,* Medical Hypotheses, 1986: 21: 193-200

GONZALEZ MJ, MIRANDA JR, RIORDAN HD.: *Vitamin C as an Ergogenic Acid,* Journal of the Orthomolecular Medicine, 2005: 20(2): 100-102

GRÄFE, UNZER: *Die große GU Vitamin und Mineralstoff Tabelle,* 5. Auflage, Gräfe und Unzer GmbH, 1991, München

GRÄFE, UNZER: *Die große GU Nährwert Tabelle,* Neuausgabe, Gräfe und Unzer Verlag, 1994/95, München

GREEN RG.: *Subclinical Pellagra among penitentiary inmates,* Journal of Orthomolecular Psychiatry, 1976: 5: 68-73

GUNN H.: *The Use of Antioxidants with Chemotherapy and Radiotherapy in Cancer Treatment: A Review,* Journal of Orthomolecular Medicine, 2004: 19(4): 246-253

HEART PROTECTION STUDY COLLABORATIVE GROUP: *MRC/BHF Heart Protection Study of Cholesterol lowering with simvastatin in 20.536 high-risk individuals: a randomised placebo-controlled trial,* Lancet, 2002: 360(9326): 7-22

HEMILÄ H.: *Vitamin C the Placebo Effect, and the Common Cold: A Case Study of How Preconceptions Influence the Analysis of Results,* Journal of Clinical Epidemiology, 1996: 49(10): 1079-1084

HEMILÄ H.: Vitamin *C and Common Cold Incidence: A Review of Studies with Subjects Under Heavy Physical Stress,* International Journal of Sports Medicine, 1996: 17: 379-382

HEMILÄ H.: *Vitamin C Supplementation and the Common Cold – Was Linus Pauling Right or Wrong?* International Journal of Vitamin and Nutrition Research, 1997: 67: 329-335

HEMILÄ H.: *Vitamin C intake and susceptibility to the common cold,* British Journal of Nutrition, 1997: 77: 59-72

HEMILÄ H. (A): *Vitamin C supplementation and common cold symptoms: factors affecting the magnitude of the benefit,* Medical Hypotheses, 1999: 52(2): 171-178

HEMILÄ H (B), DOUGLAS RM.: *Vitamin C and acute respiratory infections,* International Journal of Tuberculosis and Lung Disease, 1999: 3: 756-761

HERBAY V. A, STAHL W, NIEDERAU C, ET AL.: *Vitamin E Improves the Aminotransferase Status of Patients Suffering from Viral Hepatitis C: A Randomized, Double-Blind, Placebo-Controlled Study,* Free Radical Research, 1997: 27(6): 599-605

HERBERT V, JACOB E.: *Destruction of Vitamin B_{12} by Ascorbic Acid,* Journal of the American Medical Association, 1974: 230: 241-242

HICKEY S, ROBERTS HJ.: *Ascorbate – The Science of Vitamin C,* Lulu 2004

HICKEY DS, ROBERTS HJ, CATHCART R.F.: *Dynamic Flow: A New Model for Ascorbate,* Journal of the Orthomolecular Medicine, 2005: 20(4): 237-244

HICKEY S, SAUL AW.: *Vitamin C: The Real Story,* Basic Health Publications Inc. 2008, Laguna Beach CA

HOFFER A.: *Orthomolecular Treatment of Schizophrenia,* Journal of the Orthomolecular Psychatry, 1972: 1: 46-55

HOFFER A.: *Orthomolecular Treatment for Schizophrenia,* Keats Publishing 1999, Los Angeles

HOFFER A.: *Integrative, Complementary Treatment Options for Cancer with Orthomolecular Medicine,* www.heall.com/body/askthedoctor/disease/cancer/orthomolecular.html

HOFFER A, FOSTER HD.: *Feel Better, Live Longer With Vitamin B_3,* CCNM Press, 2008

HOFFER A (B), SAUL AW.: *Orthomolecular Medicine for Everyone,* Basic Health Publications Inc. 2008, Laguna Beach CA

HOLICK MF.: *Sunlight and Vitamin D for bone health and prevention of autoimmune diseases, cancers, and cardiovascular disease,* American Journal of Clinical Nutrition, 2004: 80: 1678-1688

HOLICK MF.: *Vitamin D Deficiency,* New England Journal of Medicine, 2007: 357: 266-281

HOLICK MF.: *Vitamin D deficiency: a worldwide problem with health consequences,* American Journal of Clinical Nutrition, 2008: 87: 1080-1086

HOPE: The Hope Investigators. *Vitamin E Supplementation And Cardiovascular Events in High-Risk Patients,* New England Journal of Medicine, 2000: 342(3): 154-160

JONAS WB, RAPOZA CP, BLAIR WF.: *The effect of niacinamide on osteoarthritis: A pilot study,* Inflammation Research, 1996: 45: 330-334

KAUFMAN W.: *The Common Form of Joint Dysfunction, Its incidence and Treatment,* Brattleboro, VT: Hildreth EL, 1949. Erhältlich auf www.doctoryourself.com/kaufman(6-10).html

KAUFMAN W.: *Niacinamide As a Therapeutic Agent: A Memoir,* Journal of Orthomolecular Medicine, 2006: 21(3): 140-150

KNEKT P, RITZ J, PEREIRA MA, ET AL.: *Antioxidants vitamins and coronary heart disease risk: a pooled analysis of 9 cohorts,* American Journal of Clinical Nutrition, 2004: 80: 1508-1520

KREMER JM.: *N-3 Fatty acid supplements in rheumatoid arthritis,* American Journal of Clinical Nutrition, 2000: 71: 349-351

KRUIS W, FRIC P, POKROTNIEKS J, ET AL.: *Maintaining remission of ulcerative colitis with the probiotic Escheria coli Nissle 1917 is as effective as with standard mesalazine,* GUT, 2005: 53: 1617-1623

KUKLINSKI B. (1992): www.geovis.de/Autor/Vitamin_E/InfoE/Kuklinski/kuklinski.html

LAPPE JM, TRAVERS-GUSTAFSON D, DAVIES KM, ET AL.: *Vitamin D and calcium supplementation reduces cancer risk: results of a randomized trial,* American Journal of Clinical Nutrition, 2007: 85: 1586-1591

LAWSON S.: *What About Vitamin C and Kidney Stones?* http://lpi.oregonstate.edu/f-w99/kidneystones.html

LEVINE M, RUMSEY S, WANG Y.: *Principles involved in Formulating Recommendations for Vitamin C Intake: A Paradigm for Water-Soluble Vitamins,* Methods in Enzymology: 1997: 279: 43-54

LI S, TAYLOR KB, KELLY SJ, ET AL.: *Vitamin C Inhibits the Enzymatic Activity of Streptococcus pneumoniae Hyaluronate Lyase,* Journal of Biological Chemistry, 2001: 276(18): 15125-15130

LIEBERMANN S.: *Intravenous Vitamin C Therapy.* Alternativ & Complementary Therapies, April 2005: 11(2): 58-62

LINUS-PAULING-INSTITUTE: http://lpi.oregonstate.edu/infocenter/vitamins/vitaminE/

MALCHOW HA.: *Crohn's disease and Escheria coli. A new approach in therapy to maintain remission of colonic Crohn's disease,* Journal of Clinical Gastroenterology, 1997: 25(4): 653-658

MANZELLA D, BARBIERI M, RAGNO E, ET AL.: *Chronic administration of pharmacologic doses of vitamin E improves the cardiac autonomic nervous system in patients with type 2 diabetes,* American Journal of Clinical Nutrition, 2001: 73: 1052-1057

MASSEY PB.: *Reduction of Fibromyalgia Symptoms Through Intravenous Nutrient Therapy: Results of a Pilot Clinical Trial,* Alternative Therapies, 2007: 13(3): 32-34

MAYSER P, MROWIETZ U, ARENBERGER P, ET AL.: *ω-3 Fatty acid-based lipid infusion in patients with chronic plaque psoriasis: Results of a double-blind, randomized, placebo-controlled, multicenter trial,* Journal of the American Acadamy of Dermatology, 1998: 38: 539-547

MCBEATH M, PAULING L.: A *case history: Lysine/ascorbate-related amelioration of angina pectoris,* Journal of the orthomolecular medicine, 1993: 8(2): 77-78

MIKIROVA NA, ICHIM TE, RIORDAN NH.: *Anti-angiogenetic effect of high doses ascorbic acid,* Journal of Translational Medicine, 2008: 6: 50

MORIMOTO S, YOSHIKAWA K, KOZUKA T, ET AL.: *An Open Study of Vitamin D_3 Treatment in Psoriasis Vulgaris,* British Journal of Dermatology, 1986: 115(4): 421-429

MURATA A, MORISHIGE F, YAMAGUCHI H.: *Prolongation of survival times of terminal cancer patients by administration of large doses of ascorbate,* International Journal for Vitamin and Nutrition Research, Supplement, 1982: 23: 103-113

NAGAKURA T, MATSUDA S, SHICHIJYO K, ET AL.: *Dietary Supplementation with fish oil rich in ω-3 polyunsaturated fatty acids in children with bronchial asthma,* European Respiratory Journal, 2000: 16: 861-865

NEWMARK HL, SCHEINER J, MARCUS M ET AL.: *Stability of Vitamin B_{12} in the Presence of Ascorbic Acid,* American Journal of clinical Nutrition, 1976: 29: 645-649

NORMAN W.: *From vitamin D to hormone D: fundamentals of the vitamin D endocrine system essential for good health,* American Journal of Clinical Nutrition, 2008: 88: 491-499

NULL G, DEAN C, FELDMAN M, ET AL.: *Death by Medicine,* Journal of Orthomolecular Medicine, 2005: 20 (1): 21-34

OKUYAMA H.: *High n-6 to n-3 ratio of dietary fatty acids rather than serum cholesterol as a major risk factor to coronary heart disease,* European Journal of Lipid Science and Technology, 2001: 103: 418-422

OTTOBONI F, OTTOBONI A.: *Ascorbic Acid and the Immune System,* Journal of Orthomolecular Medicine, 2005: 20 (3): 179-183

PADAYATTY SJ, SUN H, WANG Y, ET AL.: *Vitamin C Pharmakokinetics : Implications for Oral and Intravenous Use*, Annals of Internal Medicine, 2004: 140: 533-537

PADAYATTY SJ, RIORDAN HD, HEWITT SM, KATZ A, ET AL.: *Intravenously administerd vitamin C as cancer therapy: three cases*, CMAJ, 2006: 174(7): 937-942

PAULING L.: *Orthomolecular Psychiatry,* Science, 1968: 160: 265-271

PAULING L.: *Vitamin C und der Schnupfen,* 1. Auflage, Verlag Chemie GmbH, 1972, Weinheim/Bergstr.

PAULING L, RATH M.: *An Orthomolecular Theory of Human Health and Disesae,* Journal of the orthomolecular medicine, 1991: 6(3&4): 135-138

PAULING L.: *Case report: Lysine/ascorbate-related amelioration of angina pectoris,* Journal of the orthomolecular medicine, 1991: 6(3&4): 144-146

PAULING L.: *Das Vitamin Programm – Topfit bis ins hohe Alter,* 1. Auflage, Goldmann Verlag, 1992, München

PAULING L.: *Third case report on lysine-ascorbate-related amelioration of angina pectoris,* Journal of the orthomolecular medicine, 1993: 8(3): 137-138

PHYSICANS' HEALTH STUDY: Hennekens CH, Buring JE, Manson JE, et al.: *Lack of effect of long-term supplementation with beta carotene on the incidence of malignant neoplasms and cardiovascular disease,* New England Journal of Medicine, 1996: 334: 1145-1149

PEREZ A, RAAB R, CHEN T, ET AL.: *Safety and efficacy of oral calcitriol (1,25-dihydroxyvitamin D_3) for the treatment of psoriasis,* British Journal of Dermatology, 1996:134(6):1070-1078

PLOTNICK GD, CORETTI, MC, VOGEL RA.: *Effect of Antioxidant Vitamins on the Transient Impairment of Endothelium-Dependent Brachial Artery Vascoactivity Following a Single High-Fat Meal,* Journal of the American Medical Association, 1997:278(20):1682-1686

PODMORE ID, GRIFFITHS HR, HERBERT KE, ET AL.: *Vitamin C exhibits pro-oxidant properties,* Nature, 1998: 392(6676): 559

PRASAD KN.: *Multiple dietary Antioxidants enhance the efficacy of standard and experimental cancer therapies and decrease their toxicity,* Integrative Cancer Therapy, 2004: 3: 310-322

PROUSKY JE.: *Niacinamide mitigates Anxiety Symptoms: Three Case Reports,* Journal of Orthomolecular Medicine, 2005: 20(3): 167-178

QI C, ESPEY MG, KRISHNA MC, ET AL.: *Pharmacologic ascorbic acid concentrations selectively kill cancer cells: Action as prodrug to deliver hydrogen peroxide to tissues,* Proceedings of the National Academy of Science, USA, 2005: 102(38): 13604-13609

RATH M, NIEDZWIECKI A.: *Nutrional Supplement Program Halts Progression of Early Coronary Atherosclerosis Documented by Ultrafast Computed Tomography,* Journal of Applied Nutrition, 1996: 48, (3), 68-78

RATH M, PAULING L.: *Solution to the Puzzle of Human Cardiovascular Disease: Its Primary Cause is Ascorbate Deficiency Leading to the Deposition of Lipoprotein(a) and Fibrinogen/Fibrin in the Vascular Wall,* Journal of Orthomolecular Medicine, 1991: 6(3 & 4): 125-134

RATH M, PAULING L.: *A Unified Theory of Human Cardiovascular Disease Leading the Way to the Abolition of the Disesase as a Cause for Human Mortality,* Journal of Orthomolecular Medicine, 1992: 7(1): 5-15

RIORDAN HD, HUMINGHAKE RB, RIORDAN NH, ET AL.: *Intravenous ascorbic acid. Protocol for its application and use.* Puerto Rico Health Science Journal, 2003: 22: 287-290

ROMIEU I, MENESES F, RAMIREZ M, ET AL.: *Antioxidant Supplementation and Respiratory Functions among Workers Exposed to high Levels of Ozone,* American Journal of Respiratory and Critical Care Medicine, 1998: 158: 226-232

SALONEN JT, NYYSSÖNEN K, SALONEN R, ET AL.: *Antioxidant Supplementation Atherosclerosis Prevention (ASAP) study: a randomized trial of the effect of vitamin E and C on 3 year progression of carotid atherosclerosis*, Journal of Internal Medicine, 2000: 248: 377-386

SCHULTZ M, STRAUCH UG, LINDE HJ, ET AL.: *Preventive Effects of Escheria Coli Strain Nissle 1917 on acute and Chronic Intestinal Inflammation in Two Different Murine Models of Colitis,* Clinical and Diagnostic Laboratory Immunology, Mar.2004: 372-378

SIMOPOULOS AP.: *Omega-3-Fatty Acids in Inflammation and Autoimmune Diseases,* Journal of the American College of Nutrition, 2002: 21(6): 495-505

SKOGH, M, SUNDQUIST T, TAGESSON C.: *Vitamin A in Crohn's Disease*, Lancet, 1980: April, 5: 766

SMITH AD, REFSUM H.: *Vitamin B_{12} and cognition in the elderly,* American Journal of Clinical Nutrition, 2009: 89: 707-711

SMITH R.: *Status Report Concerning the Use of Megadose Nicotinic Acid in Alkoholics,* Journal of Orthomolecular Psychiatry, 1978: 7(1): 52-55

SOYLAND E, LEA T, SANDSTAD B, ET AL.: *Dietary supplementation with very long-chain n-3 fatty acids in man decreases expression of the interleukin 2 receptor (CD25) on mitogen-stimulated lymphocytes from patients with inflammatory skin diseases,* European Journal of clinical investigation, 1994: 24: 236-242

STEPHENS NG, PARSONE A, SCHOFIELD PM, ET AL.: *Randomised controlled trial of vitamin E in patients with coronary disease: Cambridge Heart Antioxidant Study (CHAOS),* Lancet, 1996: 347:781-86

STONE I.: *The natural history of ascorbic acid in the evolution of mammals and primates and its significance for present day man,* Journal of Orthomolecular Psychiatry, 1972: 1(2,3): 82-89

STONE I. (B): *The Healing Factor – Vitamin C Against Disease*, Grosset and Dunlap,1972, New York: Erhältlich auf: http://yost.com/health/stone-healing-factor/chapter27.html.

STREMMEL W, MERLE U, ZAHN A, ET AL.: *Retarded release phosphatidylcholine benefits patients with chronic active ulcerative colitis,* GUT, 2005: 54: 966-971

TAN AG, MITCHELL P, FLOOD VM, ET AL.: *Antioxidant nutrient intake and the long-term incidence of age-related cataract: the Blue Mountains Eye Study,* American Journal of Clinical Nutrition, 2008: 87: 1899-1905

TASK-FORCE CORONARY-HEART-DISEASE: www.chd-taskforce.com

TILLOTTS PRESS RELEASE.: Termination of EPIC Phase III Clinical Trial Programme (Epanova® in Crohn's Disease), Basel, 27.04.2007

TOWNSEND LETTER: *Neuropathic Pain,* www.townsendletter.com/AugSept2006/painfree0806.htm

VAN STRATEN M, JOSLING P.: *Preventing the common Cold with a Vitamin C supplement: a double-blind, placebo-controlled survey,* Advances in Therapy, 2002, May-Jun, 19(3): 151-159

VIVEKANANTHAN DP, PENN MS, SAPP SK, ET AL.: *Use of antioxidant vitamins for the prevention of cardiovascular Disease: meta-analysis of randomised trials,* Lancet, 2003: 361:2017-2023

VOLKER D, FITZGERALD P, MAJOR G, ET AL.: *Efficacy of Fish Oil Concentrate in the Treatment of Rheumatoid Arthritis*, Journal of Rheumatology, 2000: 27: 2343-2346

VOLPI E, LUCIDI P, CRUCIANI G, ET AL.: *Nicotinamide Counteracts Alkohol-Induced Impairment of Hepatic Protein Metabolism in Humans,* American Society for Nutritional Sciences, 1997: 2199-2204

WEI-DONG D, ZU-RONG Y, JIAN S, ET AL.: *Therapeutic efficacy of high-dose vitamin C on acute pancreatitis and its potential mechanisms,* World Journal of Gastroenterology, 2003: 9(11): 2565-2569

WEINSTEIN SJ, WRIGHT ME, LAWSON KA, ET AL.: *Serum and Dietary Vitamin E in Relation to Prostate Cancer Risk,* Cancer Epidemiology Biomarkers Prevention, 2007: 16(6): 1253-1259

WILLIS GC, LIGHT AW, GOW WS.: *Serial Arteriography in Atherosclerosis,* Canadian Medical Association Journal, 1954: 71, 562-568

www.aapcc.org/dnn/NPDSPoisonData/NPDSAnnualReports.aspx

www.aapcc.org/dnn/NPDSPoisonData/AnnualReports/tabid/125/Default.aspx

www.aerztezeitung.de/suchen/default.aspx?query=SELECT&sid=543496. Abbruch von Präventionsstudie lag nicht am Selen

YEOM CW, LEE G, PARK JH ET AL.: *High dose concentration administration of ascorbic acid inhibits tumor growth in BALB/C mice implanted with sarcoma 180 cancer cells via the restriction of angiogenesis,* Journal of Translational Medicine, 2009: 7: 70

YONEMOTO RH, CHETRIEN PB, FEHNIGER TF.: *Enhanced Lymphocyte Blastogenesis by oral Ascorbic Acid,* Proceedings of the American Association for Cancer Research, 1976: 17: 288.

Index

G

H

I

K

L

M

N

O

P

R

S

T

U

V

W

Z

Der Autor

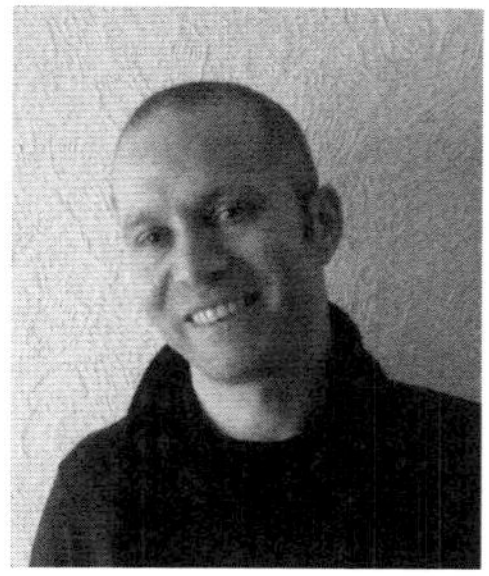

Dr. Dirk Klante, Jahrgang 1969, war schon als Schüler und Chemie-Student von der Idee fasziniert, mit hoch dosierten Vitaminen und anderen natürlichen Substanzen Krankheiten abzuwehren, zu lindern oder vielleicht sogar zu heilen. Dabei begeisterte er sich für die Forschungen von Linus Pauling, dem Chemie- und Friedensnobelpreisträger, der unter anderem mit 20 g Vitamin C täglich und mehr Erkältungen ausschaltete. Klante machte Selbstexperimente und war erfolgreich.

Er experimentierte weiter und überwand während des Studiums mit genau angepassten, hoch dosierten Nahrungsergänzungsmitteln eine schwere Krankheitsphase. Auf internationalen Forschungsergebnissen und eigenen Erfahrungen aufbauend ist seine Präventionsstrategie inzwischen so ausgefeilt, dass sie ihn vor weiteren Erkrankungen schützt.

Internet: *www.mehrvitamine.eu*